U0247358

无限可能的身体

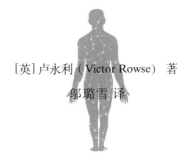

[英] 卢永利（Victor Rowse） 著

邬璐雪 译

The limitless body

献给我的儿子卢丹

推　荐

··

　　自2016年以来，我就认识了Victor，他是一位专业且勤奋的健身教练。我很高兴他终于将自己的研究和想法付诸文字。这本书远远超出了大多数人熟悉的传统饮食、锻炼模式，它让读者重新认识到他们的健康是所有生活选择的结果，包括光线、温度暴露、社交互动以及睡眠模式等。Victor不仅提出了有数据支撑的建议，还鼓励读者通过了解人类演化的过程来思考为什么好的生活习惯很重要。最重要的是，这本书很有趣——Victor将研究与自己的训练经验、轶事相结合，编织出一篇篇极具可读性和连贯性的故事。对于任何想要开启自己健康之旅的人来说，这都是一本必读之作。

——姚晨，演员

　　我与卢教练相识已经有10年之久，一直跟随他进行有效的功能训练。通过他我接触到了棒铃、壶铃等训练方法，现在这些训练方法已经成为我的日常。长年跟随卢教练进行训练、学习，让我更好地了解了自己的身体，也让我知道如何训练自己。千里之行，始于足下！有志者事竟成！希望你也可以尽快加入我们。看看这本书，不会花费你很多时间，其中的收获可能关乎你的一生。

——袁文康，演员

　　从一个现代社会的工作狂蜕变为健康生活的典范，卢永利带领我们踏上了一段探寻健康与幸福之旅。他带领读者走近科学、意识形态以及幸福与健康概念背后的巨额资本。也许书中提到的部分科学知识有待进一步讨论，但商业利益对个人、社会的健康和福祉造成不利影响的例子简直不胜枚举。维克多的个人经历和这本书关乎更清醒的认识、自我觉知和平衡。

　　这本书让读者时而思考，时而担忧。它提供了让你改变自己、变得更好的建议。也许最重要的是：合乎人性。虽然这本书关乎自我意识和纪律，但正如卢永利所说："健康的生活才是愉快的生活，它能让我在年老时仍然保持身心活跃和生活自理。但是，如果生活中没有偶尔的疯狂，那么尽可能地延长它似乎也没有意义。

——施贺德（Bernhard Schwartländer），

世界卫生组织前驻华代表

2021年初，Victor接受我的邀请，到我的播客节目"贝望录"上录了一集跟运动有关的内容，这是我第一次近距离接触Victor。让我很惊讶的是，Victor其实是学霸（牛津大学毕业），本来可以跟大部分学霸一样，走大集团、大公司的职场发展路径。但是他最终披荆斩棘，自己走出来一条健身、健康、健康生活的人生发展路径。在录那一集贝望录时，我很清楚地看到了他将学霸的能力用在了科学了解健身、健康的领域，不跟风，而是有自己的坚持。因播客结缘后，我开始关注他的各个公众账号，尤其是视频号。他推广棒铃，就是到各个地方亲自上阵，带着一帮跟随者一起"耍铃"，这是一种很有感染力的现身说法。Victor把他这么多年的经验汇总在这本书里，让更多的人受惠，我们都有福了。

——李倩玲（Bessie Lee），

WPP集团前中国区首席执行官

身体的训练就是大脑的训练，对身体的追求就是对哲学的追求。这本书会引导人们重新看待精神和肉体的联系，形成新的理解，成为一个真正的身体主义者。

——王潇，畅销书作家、趁早品牌创始人

Victor是一位热爱自然、热爱生活、爱笑的人，他受过顶尖的教育，却丝毫没有傲慢和自满，永远充满好奇心，永远散发着纯真的少年气。他喜欢问为什么，也一直在探索和突破，他的内心富足而宁静，在自己热爱的身心健康领域深耕、探索，每次和他聊天我都备受启发。我听到Victor的书即将出版非常开心，这本书不仅仅是在讲怎样获得健康，也是在讲如何与自然相处，如何和自己的身体对话，如何获得健康丰盛的人生。非常推荐阅读。

——跳跳，超级猩猩品牌创始人

卢永利老师这本书并不"易读"，因为它会颠覆你许多的认知，需要你心脑并用去领悟。这本书从健康、运动、饮食以及流行文化等多个角度切入，更新你的认知，让你不再被消费主义和流行趋势误导。现在已经很少有人愿意像卢老师这样花时间、掰开揉碎地讲清楚表象背后的逻辑，真正授人以渔。这本书可谓是诚意之作，可以随时打开，随时受到启发。不仅仅是运动爱好者，所有人都能从中获益。

——Nikko大宁，运动博主

卢永利是知名棒铃教练，也是牛津大学毕业生。因为他对运动和健康有着独特的见解和思考，我称他为运动哲学家。这不是一本健身书，这是一本健康书，确切地说，是一本健康理念书。不要指望从这本书里学到帮你增肌或减脂的某一个训练动作或计划。比训练动作更重要的是理念，比改善身材更重要的是健康。掌握正确的理念，全面提升健康状态，充分激发身体潜能，好体型只是副产品。为什么当前流行的健身模式很难帮你达到理想的身体状态？为什么所谓的健康食物并不健康？为什么舒适的环境正在慢慢扼杀你的潜能？在审美观扭曲、人云亦云和资本欺诈的年代，卢永利在本书中大胆地质疑，深刻地思考，在多方考证后提出了自己的见解。卢永利的训练和健康理念非常超前，在有些人看来可能挑战了传统，但我相信时间会慢慢验证。越早践行，越早发掘身体的潜能，就可以越早成为一个健康文明的"野蛮人"。

——凌云（Mike Ling），运动博主、即刻运动创始人

目　录

引言 我的故事

人们常说人的一生中有两个日子最为重要，一个是出生的那天，另一个是找到人生意义的那天。能早早找到人生意义的人是幸运的，而很多人穷极一生也只是遗憾逝去。对于我，那天来得刚刚好。

我的33岁生日过得十分沮丧。现在想起来，我那时的处境可谓金玉其外，败絮其中。完美的简历、理想的工作、豪华的公寓、健康的财务状况和唾手可得的良好机遇，33岁时我拥有的一切也许令人羡慕。但事实上，当时的我不仅觉得人生坠入了谷底，还把此前所有的成功都归因于侥幸。

我的父母极好：一位了不起的英国父亲——勇敢、勤奋，而且非常幽默；一位深爱我们的中国母亲——大方、严谨，而且决意给我和哥哥一个优于她自己的成长环境。我们是质朴而有尊严的一家。我和哥哥不像学校里的一些孩子有昂贵的衣服，我们一家不过奢侈的假期，不去高档的餐厅吃饭，只有一辆车。可是我们相守相助，幸福快乐。相比父母拮据的童年，我的童年已经算得上是天堂了。我有一个温暖的家，能受到良好的教育，还有任何孩子都渴望的成长环境和充分发展的机会。

我延续了父母勤能补拙的人生态度。靠着不错的脑子和强大的决心，在18岁那年，我考上了牛津大学政经哲专业。在牛津求学那几年认识的一些人使我见识了什么是真正的天才，而我只是刚够及格而已。事实上，辨识真正的天才并尽可能地学习他们的优点，才是我在那几年学会的最重要的事。

从18岁到33岁，我相继受到了三位天才的指引。他们很热心，帮我的早期事业打下了基础。

得益于牛津一对一的导师制度，我有一学期的时间当面请教布莱恩·哈里森爵士，他是政治学理论大师。每周去见这位著名学者时，我都害怕自己因功课没做好而被批评得体无完肤。有几周确实如此，但哈里森一定也对我这个迷惘的孩子心存怜悯。尽管他的批评很严厉，可也总有办法同时鼓励和启发我。偶尔我会受到夸赞——我至今都还记得，因为对他说的话我句句在心。不夸张地说，在那个学期里，我从哈里森身上学到的政治学、学术伦理、写作技巧和生活哲学，比其他任何老师的都多。

毕业后，我到伦敦的毕马威会计师事务所工作，并得到肖恩·奥卡拉汉的提携，他是负责公司重组业务的主要合伙人之一，很了不起。肖恩是我在英国见过的最有商业头脑的人，他成绩斐然，洞悉和解决复杂问题的能力极强，言谈举止充满自信，每位见过他的首席执行官都愿意接受他的意见。在工作出类拔萃的同时，他也不吝于帮助他人，即便是对一窍不通的实习生也都一视同仁——我第一次见他的时候就是个菜鸟。我永远不会忘记那天，他的一个重大项目正到了关键阶段，但他仍花了一下午给我提供职业建议，他认为另一个管理培训生项目更适合我，并帮我转了过去。也许肖恩并不知道那天的帮助足以改变我的人生，也不知道他给了我们这些实习生多大鼓舞。但没有他的帮助，我不会获得特许会计师资格，不会成为毕马威的经理，而我在伦敦的职业生涯也无从谈起。

2004年搬到中国后，我去了贝彼德那里工作。他是银砾合伙人有限公司的总裁和联合创始人，也是他那一辈最杰出的英国商业领袖之一。彼德担任过英国首相爱德华·希斯的私人秘书，他对商业机遇的敏感不输于他在外交工作中的精明。作为1978年中国改革开放后第一批来华的英国人，彼德在中英跨境合作的发展中扮演了重要角色。他凭一己之力帮助三分之一的英国大公司进入中国市场。像哈里森和肖恩一样，彼德能看到我的潜力，不断给我指导和鼓励。在我33岁生日（2011年5月28日）的前几天，他甚至谈起让我成为银砾的合伙人——一个让我衣食无忧的机会。

　　我的人生看上去平步青云，但内心却在生日那天觉察出了一些不对劲，甚至相当严重。我对工作的热情正在降温，但却拼命掩饰。我依然能够很好地完成规定工作，但内心却反其道而行。起初我以为这种懈怠是自己的软弱造成的——我只是个意志薄弱，无法承受投行工作高压的庸碌之辈。我开始怨恨自己。或许情况更坏，我只是变懒了。而让我深陷痛苦的是父母：他们辛勤工作、牺牲颇多，就为了让我过上好的生活。他们如何能原谅我的懒惰？我陷进自疑、自毁和自怜的恶性循环。我的世界在外人看来光鲜亮丽，可实际上已完全被黑暗笼罩了。

　　直到无法承受的那一刻，我知道是时候离开了。我需要脱离糟糕的精神状态，并重新找到使命感。在金融业工作10年之后，我决定休息6个月来关注自身。而那成为我改变人生的起点。

　　我做的第一件事是原谅自己。第一段职业经历失败了，但这并不代表我有什么问题，也不意味着我的人生将一无所成。当我仔细回顾过去时，我便发现自己失败的原因是工作不能再给我带来任何快乐了。我相信在人生的某个节点上，我们都会开始思考自己究竟能留下点什么——我们做过任何值得称赞的事吗？让社会变得更好了吗？没有，三十几岁的我什么都没做，因此陷入了深深的绝望。诚然，这个世界需要做金融的人。我在业内见过一些最聪明、善良、鼓舞人心的人，也羡慕他们能乐在其中。但当我33岁时，既无法获得工作的乐趣，也无法对社会做任何贡献。我觉得自己在为一小撮富人服务，帮他们增加财富。我认为自己成了贪婪的仆人。

我做的第二件事是重新开始关心自己。是的，我跌入了低谷，但我必须停止随之而来的自毁行为：酗酒和不计后果的生活方式，还有对健康的刻意忽视。我又开始定期锻炼了。我戒掉了酗酒，并尽我所能地去阅读有关饮食、运动和健康的信息。为了成为一名健身教练，我甚至在澳大利亚健身学院上了两个月的课程。随着身体慢慢稳步恢复，我的心理状态也得到了改善，不再需要靠酒精挨过每一天了。当课程结束的时候，我几乎认不出镜子里的自己。我又变得健康而强壮，减掉了金融工作那几年因为不开心长出的赘肉。而最重要的是，我的脸上重新出现了笑容。我已经准备好迎接新的旅程。

我做的最后一件事是给自己设定一个新目标。我靠专注于健康度过了人生最艰难的日子，成功从低谷爬了出来。如果我能鼓励更多人也过上健康的生活呢？如果人们能靠改变生活方式而变得更健康，会有多少人成为更好的丈夫、妻子、父亲或母亲呢？抱着"成为最好的自己"这个简单的宗旨，我在上海与人合伙创办了一家健身中心。2013年1月18日，在第一家门店开业的那天，我找到了人生的意义。

　　而之后的事，就像人们说的那样，变成了历史。我们最先在中国推动健美向功能性训练的转变，也是中国首家坚持让会员学习壶铃和棒铃训练的健身房。我开始写健康类文章，最初是在地方性的小刊物发表，后来则是给《尚流》撰稿。我遇到了一些知名的客户，通过他们我开始实现鼓励更多人过上健康生活的目标。我和歌手李健一起，录制了一系列健身视频，我们只用最少的器械和自重训练，以向人们展示健身并不复杂，也不需要去健身房。我帮助演员姚晨在她怀二胎时进行功能性和灵活性训练，我们甚至在她怀孕7个月时做了一场孕期健身直播，来破除女人不能在生孩子前锻炼的迷信。我开始在电视和杂志上露面，和歌手周笔畅、演员袁文康一起推广棒铃训练。棒铃是一种传统的训练器械，我爱上了它，并推动它在中国的普及。我不再穿昂贵的套装、住五星级酒店或坐头等舱出行，但我第一次对自己所做的事感到自豪。

　　我43岁时和33岁时的身体状态差异最有说服力。在满43岁的那个周末，我在周六上午教了棒铃团课，之后都在给会员上私教课，周日上午又参加了10公里的斯巴达勇士赛——在没有穿鞋子和戴任何护具，超过24小时没有进食的情况下。我赤脚越过25项障碍，完成整场比赛，比这更了不起的是，认识我的人都对此习以为常。"这就是Victor，他是个超人。"我的一名队友说。我？超人？这也是10年前的那个人——身材走样，生日的周末在酒吧喝得烂醉，差点找不到回家的路。

本书是我的个人宣言，也是对大家的号召。它回忆了我的年轻时代，也要告诫因工作、家庭或其他原因牺牲健康的人。所有我掌握的健康知识，以及所有适合分享的实用建议，我都无一保留写进了书中。

在书中，我想用哲学家的怀疑和思辨来看待一切，以便更好地理解时下最新的健身潮流、流行的饮食法，以及众多颇受欢迎却不无矛盾的健康指南。要解释什么是健康，以及分析各种影响我们判断的混乱信息，最好有一个能包罗从人类学到资本市场，从昼夜节律到政治学的宏观理论。就单一领域而言，肯定有比我更专业、更博学的人，但要把所有这些领域融会贯通在一本书中，必须同时具备哲学、政治学和经济学背景，并深刻理解金融业和健身业。我衷心希望本书不仅能教会你健康的习惯，还能启发你的思考，让你更明智地判断什么是健康。授人以鱼，不如授人以渔。即便彻底清醒很难，至少也不要再被误导了。

自然健康

世界上最好的6位"医生"是太阳、休息、运动、饮食、自尊和朋友。在人生的每个阶段做好这6个方面，然后享受一个健康的人生。

——查理·卓别林

　　我信奉自然健康的理念。我认为我们能找到与自然和谐相处的生活方式，以对抗时间的摧残和现代生活的危害。我相信有一种方式既能顺应人类百万年的进化史，又能实现现代的健康目标——长寿、健全、自立，能与朋友、家人和爱人一起享受身心活跃的生活，当然，外表也要好看。

　　我们已经具备条件，让每个人都拥有长寿、充实而独立的人生。但我们还缺少正确的视野和挑战旧"真理"的意愿，以及捍卫信念的勇气。

　　在过去的半个世纪里，健康的过度商业化导致人们产生了大相径庭的健康观念。有一小部分人接受了自然健康，这个群体正在扩大，他们认为我们真正需要的只是回归人的本质。通常，他们的声音会被现代的健康观念淹没，这种观念忽视了人类的进化历程，但更容易与现代社会的政治经济结构相结合。两种不同的观念，两套不同的解决方法，最后实现两个截然不同的目标。

工业革命后，我们目睹了自然生活方式的各种要素逐渐减少，即便它们对于健康来说至关重要。而在利益驱动下，现代健康问题的主要解决办法诞生了，但它们并不关心我们的健康。这个世界充斥着谬误。我们能获取的知识和资源比任何先辈都多，但却错误地把人的虚弱、易病、超重、抑郁都归因于缺乏最新的健康产品、药物或应用程序。醒醒吧！对于现代生活方式造成的疾病，新科技的疗效永远比不上回归人的本质。那个劝你靠不断消费获得健康的声音之所以如此有吸引力，是因为世界如今掌握在资本手中，而资本控制着媒体。但如果你用心去听，就会听到有另一个声音在远远地说，你不需要那些玩意儿。你真正需要的是去享受照在皮肤上的阳光，触碰脚下的大地，体验河流和大海的凛冽，感知每一天结束时黑夜的来临，好好睡觉，关闭烦人的手机，重新拥抱性爱。这些是自然对你的呼唤。它很轻柔，因为它的背后没有金钱。是时候跳出消费主义的陷阱，聆听自然健康的声音了。

	自然健康	现代健康
目标	承受压力和适应环境变化的能力	没有疾病或体格、精神与社会的完全健康状态
衡量方法	现实生活中的各种挑战，例如：是否能救出冰湖中溺水的人？是否能从着火的大楼里逃生？	各种具体的健康指标，例如：静息心率、血压、血脂、体脂率、体质指数、体重等
实现途径	回归自然	针对每个现代问题创造出现代的解决方法
方法论	整体的方法。尊重昼夜节律，天然饮食，与人保持联系，训练自己应对各种生理和心理挑战	割裂的方法。用特定办法让每个健康指标保持在一定范围内，例如：通过心肺耐力训练降低静息心率，用药物降血压，靠低能量饮食来减少脂肪
必需元素	1.阳光 2.断食 3.自然运动 4.接触寒冷空气和冰水 5.拥抱、亲吻、做爱	1.维生素和矿物质补充剂 2.药物 3.健身房 4.具有保护功能的运动鞋和运动服 5.治疗

历史的意义

历史的进步是由于对意义的需要而产生的假象。

——约翰·格雷

　　我们对祖先留下的遗产视而不见，却认为新东西才是更好的。让我们来看看现代社会好的方面：卫生学、现代医学和疫苗的诞生降低了疾病对人的伤害；法律和秩序的建立让我们远离战争和暴力死亡；音乐、文学和艺术的发展丰富了生活，也激发了人的灵感。然而，现代生活也有很多弊病：我们创造了这么多的外在手段来联系彼此，却是最孤单的一代人——抑郁症患者人数和自杀率每年都在上升；虽然能够尝遍世界各地的美食，我们却是饮食营养价值最低的一代人；虽然创造了那么多锻炼的方式，我们的身体却变得越来越差。医疗系统让我们活得比前人都久，但我们的生活品质呢？

　　有人认为学习原始采猎者的生活完全是浪费时间，他们提出了两点质疑：第一，原始采猎者的平均寿命都不到30岁，为什么要去学习这样一个失败的案例呢？第二，原始采猎者完全不懂现代科学，又能教我们什么呢？我想在这里进行反驳。

理解过去并不意味着要照单全收。我们可以通过学习罗马法来理解正义原则，但是我们不需要穿上托加长袍在竞技场观看角斗士战斗。我们可以通过研究希腊哲学家的思想来思考道德，可是我们既不用崇拜宙斯也不用到露天剧场欣赏古希腊悲剧。理解我们进化的方式以及祖先的生活有重要意义，不是因为原始采猎者比我们活得久或过得好（何况事实并非如此），而是因为这会帮助我们认清人类适应和不适应的环境。

阿尔茨海默病、冠心病、糖尿病、高血压、代谢综合征、肥胖和骨质疏松症都有什么共同点？如果你觉得它们都是现代人的主要死因，那么你答对了，这些病可能是你身边一半以上人的死因。除了十分常见和致命之外，它们还有另一个共同点：都被人类学称作"失配性疾病"。

只要环境或行为的改变足够显著，失配性疾病就可能在任何生物中发生。所有生物都经历自然选择的进化，只要一个群体有遗传功能，有不同的繁殖成功率，自然选择的过程就会一直发生。但是，某个遗传特征具有生存优势而被"选择"，并不代表它仍能适应今天的环境。

2型糖尿病就是一个例子，它反映了人体不适应今天的饮食。过去几百万年，具有最大生存优势的人类以野生动物、植物、坚果、种子、蛋类、水果、昆虫和蜂蜜为食。而当我们放弃原始采猎者的饮食习惯转而摄入含有大量精制糖的现代食品时，一个明显的失配就产生了。简而言之，2型糖尿病的盛行是由于我们的身体并不适应高糖的现代饮食，而这种疾病在原始采猎者时代几乎是不存在的。

另一个例子是骨质疏松症，它反映了人体与今天生活的力学环境不匹配。我们经自然选择适应了艰苦的体力活动。事实上，从机械应力到修复，再到超量恢复的循环，或者从代谢分解到同化合成的过程，在任何动物中都十分常见。所有支持人体活动的组织——肌纤维、肌腱、韧带和骨骼，不仅进化出对抗压力的弹性，还有从压力中恢复的能力。事实上，当我们缺乏狩猎、采集、制作工具和负重等活动对身体造成的压力时，身体就失去了保持强壮的机制。虽然饮食因素也会导致老年人的骨密度降低，但在不适当的力学环境下，即使补充再多矿物质也不能保持骨骼强壮。现代人的骨骼问题主要是由失配的生活方式导致的，我们的身体还无法适应完全缺少机械应力的日常生活。这种失配造成了骨质疏松症在今天的老年人中变得很普遍，但任何年龄的采猎者都没有这种疾病。

"失配性疾病将成为现代西方人的主要死因。"如果媒体的报道是基于事件的重要性而非新奇的程度，那么这将是每一天的头条新闻。原始采猎者可能并不长寿：很多人凄惨地死于野生动物攻击，加之没有卫生学和现代妇产科学，接近1/3的人甚至无法顺利出生或熬过婴幼儿时期。但原始采猎者即使到了老年，也很少出现2型糖尿病、骨质疏松症或任何一种前述的失配性疾病。就算平均寿命不长，单凭这一点，他们的历史对我们也足够重要。

但原始采猎者并不懂遗传学、流行病学或营养学，就算他们没有现代人的疾病和健康问题，学习他们的行为对我们又有什么价值呢？这还是一个基于人类中心主义的错误观点，认为智能是现代人专有的，但这与事实背道而驰。如果鸟儿能说话，它们能解释飞行过程中的空气动力学吗？如果蝙蝠能说话，它们能解释用来定位导航的超声波系统吗？或者拿人来举例，一名专业的斯诺克运动员能否用牛顿第三运动定律来解释他打出的每一颗好球？当然都不能，但这并不妨碍我们研究他们的行为并学习背后的原理。

当本能行为产生了好的结果时，即便当下不解其中蕴含的科学原理也无关紧要。一些最成功的发明，包括飞机、声呐、潜水艇和高速列车，都源于观察独特的自然现象，再弄清背后的原理。学习采猎者和自然健康不是反现代或反科学的——我们显然不是在用巫医代替现代医学，而是利用科学来理解原始采猎者的本能行为中有利于现代人健康的部分。我们的目标不是放弃科技，而是将现代科技与古老的智慧相结合，以发挥两者最大的作用——拥有洞穴人的力量，却不用住在洞穴里。

　　过去的意义不在于它比今天更好，而在于它与今天的不同。生活在今天也许比生活在过去的任何一个时代都要幸运，但我们同时遭受着那些过去不曾存在的疾病或健康问题所带来的痛苦，甚至死亡。在认清人体与现代生活方式的失配之前，我们注定不能享受高质量的生活。

健康、体能、性感

定义术语是智慧的开端。

——苏格拉底

在早期，我们无法区分健康、体能、性感这些概念。为了获得食物，我们需要进行大量不同的活动，这种能力在今天也许被称为体能。活动量大，应对各种生理与心理挑战，尊重昼夜节律，只吃天然动植物的生活方式表明我们很"健康"。假如我们成功做到这一切并仍然活着，我们就开始吸引异性。因此"性感"的反面是死亡。

之后情况就变得复杂了起来。我们不再需要靠活动来获取食物，因此"体能"变得可有可无。我们不再需要遵守昼夜节律或只吃身边的天然食物，因此"健康"变成了一种选择。我们开始无视自己对于魅力的直觉，反而让时尚、媒体和娱乐业来教我们什么是"性感"。人类的生活变得异常复杂。

我们今天的政治经济环境和语言都将健康、体能和性感区

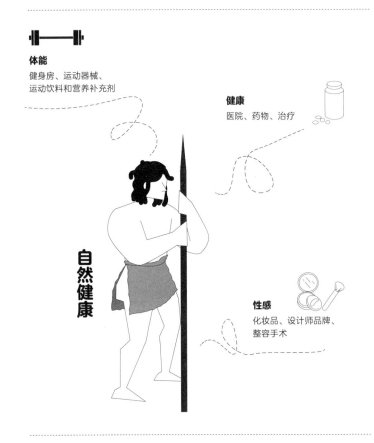

体能
健身房、运动器械、
运动饮料和营养补充剂

健康
医院、药物、治疗

自然健康

性感
化妆品、设计师品牌、
整容手术

分成了三个不同的概念，每一个都有各自的内涵，以及对应的
行业和话语。这些概念、行业和话语在现代生活中已如此根深
蒂固，以至于我们甚至难以想象曾经这些词都不存在。但往者

不可谏，既然无法回到过去的生活，我们至少要思考一下这些词的含义。你会发现它们实际上是同一个概念。

什么是健康？

有两个对比鲜明的健康定义被广泛使用——没有疾病，体格、精神与社会的完全健康状态——但都不是健康。你最好把真正的健康理解为承受压力和适应环境变化的能力。

我们对健康的定义有深远的社会和政治影响。健康已知的最早定义为"没有疾病"，在19和20世纪的大部分时间里，这助长了对工人阶级的剥削。把健康的标准设得如此之低，所有的肉体和精神折磨就能被政府美化成为实现科学进步、提升国民产出和保卫国家安全的必要手段。1948年，世界卫生组织将健康定义为"体格、精神与社会的完全健康状态"，那是一次有意恢复平衡的尝试。在第二次世界大战的惨剧之后，各国政府和一些国际组织开始寻求建立一套新的理想秩序，以保证所有公民的基本生活质量。这虽然是出于好意，但过高的标准最终必然导致荒谬的结果和社会的医疗化。按照严格定义，通常大多数人都是不健康的，从牙痛到溃疡，任何问题都被认为是健康风险。

　　将健康看作一种能力而非状态要准确得多，一方面它考虑了环境的影响，另一方面不同于身体在静态时随机做的检测，它关注身体对变化的反应。身体健康的目标不是拥有大块肌肉或低体脂率，而是能够在真实生活中发挥作用。你是否能救出冰湖里溺水的人？你是否能从着火的大楼里逃生？你是否能扛着受伤的人去医院？虽然这些更难量化，但比起脱离真实环境的各种健康指标来说，却是衡量健康更好的方式。同样，心理健康的关键不是永远保持微笑，而是应对压力的能力。虽然我们常把追求快乐作为目标，但心理健康专家早就抛弃这个观念了。所有人都可能经历挫折的时期，其间会感到悲伤和担忧，而从挫折中恢复的能力——可塑性，可以衡量个人的心理健康状况。

　　将健康定义为一种能力不仅更准确，也迫使我们去挑战自己的成见。我们往往认为生理或心理障碍有害健康，而把健康作为一种状态更是强化了这种观念。但它没有考虑人的创造力与克服障碍的意志力——众多鼓舞人心的轮椅运动员、盲人音乐家、自闭症天才都过着充实、健康的生活，他们的经历证明了这种观念的荒谬。在另一个极端，我们常把运动员作为完美健康的代表，因为他们拥有傲人的体能和迷人的形体，但这种观点经不起初步检验。在2020东京奥运会比赛的头一周里，我们目睹了4座大满贯得主、奥运火炬手大坂直美以及史上最伟大的女子体操运动员西蒙·拜尔斯提前出局，都是因为精神压力造成了自信心和运动表现的崩溃。她们分别23和24岁，拥有巅峰的身体素质，却无法完成自己作为职业的比赛。她们是体坛传奇吗？毋庸置疑。但她们能代表完美的健康吗？显然不能。

几个世纪的研究和健康的多种定义表明，鲜有人能像19世纪的生物学家达尔文一样准确理解这个概念。他开拓性的著作《物种起源》被人精辟地总结为："生存下来的不是强者，也不是智者。适者生存。"当然，达尔文的书讨论了包含人类在内的所有物种，他谈的是生存而非健康。但也许正是这样广阔的视野和对偏见的摈弃，他才能看得如此透彻，从而提出通用的理论。美貌、聪明、快乐，这些当然有助于你的健康，可它们并不等于健康。衡量健康的真正标准，或者衡量你作为一个人的标准，是你如何应对困难。

什么是体能？

如果健康是一种能力，我们又该如何理解体能（fitness，原词有多种含义，每种对应不同的中文词语，这里用常见的体能替代fitness）呢？

体能是一个有趣的古老词语。每一天，世界各地成千上万的人醒来，照着镜子，决定让自己变得更强健。当然，他们真正想提升的是外表。人们对好看外表的渴望远远超过了强健的心肺功能或优秀的伸髋能力。

体能等于好看的外表吗？还有比这更随意的定义。如果体能就是"一种健康和幸福的状态"，那它包括了一些缺乏锻炼的人和超重的人。如果我们借用CrossFit对体能的定义——"长时间、多模式的运动能力"，那么要根据什么来确定使用哪种运动模式呢？体能（适应度）的生物学定义"能将个人的基因传递下去"毋庸置疑，但只注重外表的健身往往忽视了这一点。

我们天生对身体的直觉势必与传递基因需要的特征有关，这些特征中，外貌是最重要的。这是一项不可改变的人类本能，或者说，所有智慧生物的本能。从捶胸的大猩猩到开屏的孔雀，动物首先依据外表选择配偶，体能只是次要考虑的因素。

体能更合适的定义可能会是"拥有吸引异性的外表和特征"。

人生是一场竞赛。只有胜者才能将基因传递下去。为了传递基因和得到漂亮伴侣的优先选择权，人们想尽办法占据优势：好的衣着、精英学校、豪车，还有健身。

你也许会觉得把外表作为健康的一部分粗鄙而自恋，但别忘了，除了选择伴侣，外表还能影响其他方面。有充足的证据表明，外表会影响社会地位、交友的难易程度、职业前景、薪水和可信度。"没有比健康更好的投资"，这个道理很可信，但用吸引力代替健康，回报可能会更大。

当我们把外表作为体能的核心时，两件神奇的事发生了。

第一，它成了一个与健康契合的概念。只要体能等同于提升身体的能力，它就与健康在本质上不相容。你只要看看那些体育界的佼佼者，就能理解"最强健"的人是什么样子。如果最优秀的运动员就是最健康的人，那为什么有那么多的运动员在职业生涯中受伤，甚至在退役后仍带着伤病生活？虽然变得更强健和成为运动员的过程之间有许多相似之处，但两者并不相同，不应该混为一谈。顶级职业运动员能持续在赛事上缔造辉煌，是以牺牲长期健康为代价的。

第二，它的定义符合了人们内心真正的需求。当我说"人们"的时候，我指的是那99.9%的普通健身消费者，而非那0.1%的职业运动员。

请思考下面的话：

自然常常制造难以预见的挑战，你必须训练自己适应各种不断变化的刺激。

——格雷格·格拉斯曼，《CrossFit杂志》

虚弱的人会因为变得强壮而更加开心。

——马克·瑞比托,《力量训练基础》

变得强壮和保持最佳状态的目标只是活着。

——保罗·威德,《囚徒健身》

这三位作者分别深耕CrossFit、杠铃训练和徒手健身,同时也是当今健身业中最具影响力的三位思想家。这三句话揭示了他们开创的健身项目和健身思想的基础。格拉斯曼主张训练能让你为应对自然随机的挑战做更好的准备;瑞比托认为身体的力量让人更快乐;威德更进一步,认为力量是生存的必要条件。但他们都没有提到外表或形体的提升。相反,他们推崇为任何潜在的自然挑战做好准备,或者为了快乐和生存而变强壮。

很崇高。虽然这些目标如此高尚,但仅仅将这些作为健身的真正原因都是可笑的。对于21世纪的城市人来说,我们面临的自然灾难不像过去那么多了。力量也许可以让你更快乐或更长寿,但作为一名私人教练,如果我在售课时不把力量训练包装成提升吸引力的课程,我的顾客将寥寥无几。

这就是问题所在。如果连当今健身界最具影响力的思想家都无法像普通人一样谈论外表,那么这必将留下一块空地。而占领这块空地的将是垃圾信息。即便有人明白一个结合力量训练、具有多种刺激模式的计划能够高效地塑造有吸引力的身体，但观看"6块腹肌速成"或"翘臀女孩的居家训练"视频的人却有10倍之多。

最荒谬的是，当今的健身业一直刻意淡化甚至无视一个最基本的真相：对身体性吸引力的渴望驱动着对体能的追求。在这个最不正常的行业，有三类人共同努力确保该行业的目标永远无法实现。第一类是学者。他们声称我们应该追求更高的健身目标：自我表达、体能储备、个人发展等。他们注定会被忽视。第二类是运动员。他们把体能等同于身体素质的某些方面：速度、力量、爆发力、耐力等。他们注定会频繁地受伤。第三类是健美运动员。他们正确地理解了体能与外表的关系，却无可救药地搞错了什么是迷人的身体。他们注定会遭到嘲讽。

体能是健康的外在表现。没有人去健身房单纯是为了享受折返跑或提升握力。健身从来都与能力无关——始终都是为了好看的外表。

什么是性感？

如果体能是指对异性有吸引力，那么性感——撇开那些对它的攻击——又是什么呢？在某种程度上来说，性感已死。

它死于两种最意想不到的声音。一种声音来自"政治正确警察"，他们认为性感冒犯了别人：赞美一个人性感，其实是暗示其他人不够性感，这跟身体羞辱相差无几。因此，我们得接受每个人都一样性感——但如果美不在观看者的眼中，那么美又是什么呢？另一种声音来自"时尚警察"，他们认为性感是一种幻想：昨天是丰满，今天是苗条，明天又是健壮。当流行的外表不断变化，任何长相都可能变得性感或不性感，这取决于时尚界的突发奇想。

这些人都疯了。乍一看，尽管两派的观点截然不同，但似乎都还是一些站得住脚的论点。可是他们错得离谱，而且犯了相同的错误：他们都认为人类对性感毫无天生的直觉。

人对身体的性感的感知与生俱来。在音乐、写作、绘画等人类进行创造和表达的几乎所有领域，我们都轻易地相信一种观点：后天的培养才是决定个人喜好最重要的因素。假如你出生在不同的时代或地点，你还认为自己对音乐、文学和美术的品位会和现在一样吗？但是，当分辨性感的身材时，请不要被误导：进化的历程几乎没有给我们留选择的余地。

我们天生就有对性感的直觉，最直接的原因是为了确保我们被同类吸引。动物杂交的罕见，不是因为生殖不亲和性，而是因为杂交种没有生殖能力。如果一个物种有显著的杂交倾向，它很快就会灭绝。

但进化的力量远不止于此。假如我们能够不受基因影响，自主选择有吸引力的配偶呢？假如吸引力就像"政治正确警察"和"时尚警察"所说的那样，是随机的呢？结果将是人类会在无法繁育后代的配偶身上浪费大量的精力和资源，很早就灭绝了。

我们喜欢强壮有线条的身体、纤细的腰部和协调的比例。因为在进化的过程中，假如个人关注和追求具有这些特征的人，就更有可能繁育更多后代。而我们就是他们的后代。

性感代表能够创造生命。记住，身体的性感不受各种观念和理论的影响，它的存在是为了确保人类的延续。我们应该自豪地以性感为目标，赞美性感无罪。相反，那些认为体重过重、过轻都无关紧要的人，那些认为性感应该跟着不断变化的社会标准而变化的人，才是在造成伤害。让我们重拾性感，因为真正的性感就是健康。

健康是生存的能力，体能是身体的表现，而性感是结果。

当我们回到健康、体能和性感这些词最初的含义，会发现谈论的实际上是同一个概念。虽然我们今天能在这些词之间作区分，但只是强调的方面不同。

我们发展出三个独立的概念，分别对应不同的服务供应商群体，这通常被看作是一种进步。健身业的发展扩展了人类的极限。将最前沿的运动学和营养学应用到运动员训练计划中，让世界纪录不断被刷新。健康业的发展意味着在紧急情况下，我们能得到更好的治疗。今天的医生通过手术和器官移植拯救的患者，在过去基本无法存活。美容业的发展让我们成为外表的主人。对于娱乐巨星来说，这意味着能每季更换全新的造型，并根据他们的需要不断频繁地改变造型。

然而，对于普通人来说，这种概念的区分是把双刃剑。在健身房，我每天都能看到有人执着于最新的运动鞋和锻炼后的蛋白质补充剂，因为世界上收入最高的体育明星都在用这些东西——但这些人连一个引体向上都做不了，还每天吃垃圾食品。由于健康业已如此发达，众多人认为健康是一件理所当然的事。他们肆意虐待自己的身体，以为当健康不可避免地崩溃时，医生能解救他们。另一些人认为保持健康不需要付出努力，因为他们可以靠买化妆品和做整形手术来得到美丽的外表。

对于健身业的人来说，我认为今天的误解和混乱有九成是因为我们把唯一的健康目标分成了三个。在世界各地，人们走进健身房是为了变得更好看。健身教练则试图说服他们，真正应该关心的是提高运动表现。但按照常理，健身业真正该做的是让这些人更健康。

是时候重新统一健康、体能和性感的概念了。有一种方法可以同时实现这三个目标——学会欣赏自然健康之美，并运用其法则。

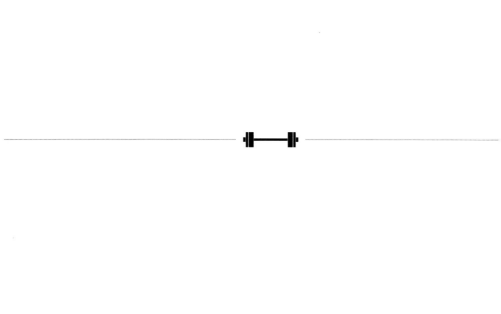

第一部分

健康与资本

资本主义是一种骇人的信仰：最邪恶的人做最

邪恶的事是为了所有人的最大利益。

——约翰·梅纳德·凯恩斯

　　我们需要很多东西来保持健康，而现在它们大部分都是由市场提供的。

　　通常，我们对健康的需求和市场的供给之间很少有冲突，例如当我们从本地肉店及菜店购买新鲜农产品时，一方面优质蔬菜和肉类的生产者和零售商会得到市场公平的回报，另一方面我们也得到了保持健康需要的东西。在这种情况下，人人都是赢家。

　　有时候市场与我们的供需关系不那么协调，但这并不会造成实质性的伤害。保持健康离不开干净的水。但不管制造商们怎么宣传，我都很难相信保持健康必须喝从地球另一端运来的品牌矿泉水。事实上，一台简单的净水器就可以达到同样的效果。当然，你可以选择自己的消费方式。毕竟，除了金钱之外也没什么其他损失。

但另一些时候，市场的运行却与我们的健康背道而驰。在涉及成瘾性药物的极端情况下，政府会直接进行干预，将这些产品定为非法并关闭其市场。比起市场效率和消费者自由选择，巨大的公共卫生支出和毒瘾对社会的危害要重大得多。

还有一种情况是最危险的：市场机制无法帮助我们保持健康，但产品对健康的损害还不足以触犯法律。我们需要密切关注这些产品。药物就是药物。我们将海洛因和可卡因等定为毒品，而将尼古丁和酒精等定为合法药物，可以说是历史的偶然。法律赋予了它们合法性，而这让人严重低估了它们的潜在危害。这就是合法药物被如此频繁滥用的原因之一。当然，还有大量被推销的保健产品，它们实际上既有益处也有副作用，只是被认为足够安全，才进入了市场。我们最好注意，在市场上合法出售的东西，并不能保证可以促进健康，甚至也不能保证它带来的健康收益超过副作用——只是它对健康的危害还不足以被禁止。

仅仅因为产品合法就认为它是健康的并不可靠，商业道德也无法保护我们免受过度资本化带来的伤害。事实上，我们不断遇到凯恩斯提醒的真相。

如今气候变化被普遍认为是我们这代人面临的最大危机之

一，但人们很少知道，石油业早就明白它们正在帮助制造这场危机。2019年10月，美国国会开始调查这段历史。公民权利和公民自由小组委员会召开听证会"审查石油行业隐藏气候变化真相"。民主党众议员亚历山德里娅·奥卡西奥-科尔特斯提到了埃克森美孚公司的一份内部备忘录，其中包含了全球二氧化碳和气温水平随时间上升的图表。她据此质询气候科学家马丁·霍费尔特博士在20世纪80年代与埃克森美孚公司的合作研究。

　　"所以在1982年，埃克森美孚准确地预测了，到2019年地球的二氧化碳浓度将达到415 ppm，温度将升高1摄氏度。马丁博士，是这样吗?"

　　"我们是优秀的科学家。"这位前纽约大学物理学教授的回答引发了听众的笑声。

　　"是的，你是，你当然是，"众议员表示赞同，"所以他们早就知道。"

在至少30年以前，石油业就预见了气候危机的到来，但石油公司不仅没有采取任何补救行动，反而积极收买政府使其不作为。否认气候变化不是科学家因计算错误导致的无心之失，而是石油业收买的政策，以便它们继续赚取每年数十亿美元的利润。

　　但比丑闻的规模和影响更令人震惊的是，这场国会听证会揭示了公众集体的轻信。它与亨利·维克斯曼在20世纪90年代组织的烟草业调查极为相似。与烟草公司在吸烟的危害上误导公众一样，石油公司也故意在气候变化上误导公众。从策略到话术，石油巨头否认真相、传播假象的套路与烟草巨头如出一辙。最可怕的是，这种情况还将再次发生。事实上，如今它的确在发生。

　　我们无法相信企业会维护"所有人的最大利益"，因为这不是它们的目标。它们的唯一目标是为投资者提供经济回报，正如历史证明的那样，它们会尽其所能实现目标，无论手段是否道德。

　　保护自己的唯一方式是按照伯特兰·罗素说的去做。"问问自己：哪些是事实，哪些是事实证实的真相。永远不要被你的主观意愿迷惑，要只看事实。"罗素的话是本书各章的指导思想。

　　本书的第一部分致力于讨论健康与资本之间的冲突。我将列举一些最令人发指的例子，来说明资本在逐利的过程中如何损害了我们的健康。在"传媒巨头与假神"中，我们将讨论"假神"的创造：被传媒巨头吹捧为普通人向往的完美身材的典范，实际上完全是人工合成的——既离不开整形手术或激素疗法，也不符合我们对健康的定义，甚至不具备性吸引力。"食品巨头与慢性病危机"将着眼于慢性病问题，剖析食品巨头如何制造问题，并将责任转嫁到消费者身上。我们将看到，为什么现代人痴迷的能量计算对体重管理毫无意义。而且事实上，计算能量并没有让食品业为其危害最大的产品负责，反而免除了它们对肥胖危机应负的责任。在"健康巨头与健康产品"中，我们将谈谈健康业巨头是如何将"健康"产品的消费常态化的，以至于任何天然选择都被嘲笑是原始或不科学的。我们将以跑鞋、运动饮料和抗阻健身器械为例，分析健康产品是如何被创造出来的——从满足特定人群专门需求的初始想法，到获得超出初始目标人群和使用范围的广泛接受和使用，再到成为如此庞大和有影响力的行业，以至于不使用这些产品会被视为不正常甚至有危险的。

传媒巨头与假神

没有什么比外表对一个人的发展影响更大了，但与其说是外表本身，不如说是对外表是否有吸引力的信念。

——列夫·托尔斯泰

想象一下你理想的身体。你梦中的身体是什么样子？花点时间分析这个画面的细节——从你的脸往下就是这幅杰出的艺术品——脖子、胸、手臂、腰、臀和腿，都按照你梦寐以求的大小和比例生长。如果这是现实，生活该有多么美好。但梦该醒了。关于想象出来的这个形象，你应该知道三件重要的事：第一，它不代表你拥有完美的健康；第二，它不是能吸引异性的理想形象；第三，在历史上的任何时期，你的祖先都不会把它当成理想的身体。你梦寐以求的身体是不健康的，没有吸引力，也不自然。欢迎来到21世纪。

除非你一辈子都住在山洞里，否则你对好看外表的看法和对自己样貌的预期，在很大程度上都是由你周围优化过的数字图像塑造的。娱乐、时尚和媒体业，是一个巨大的商业利益团体，为了方便起见，我将简单地称其为"传媒巨头"。无论是否意识到，你都是它们的消费者。你看待自己身体的方式（所有你眼中的缺陷和能够进行改善的地方），你崇拜的偶像（曾经炙手可热的明星和现在的后起之秀）——都被传媒巨头精心包装、改造和管理过。但这有一个严重的问题：传媒巨头对你的健康毫不关心。它们不在乎你是否因为长得不像自己最爱的明星而遭受极大的精神痛苦，你是否为了达到梦想的身材而患上进食障碍或感到难受，也不在乎你是否为此而破产——事实上，这可能反而算是传媒巨头的成功。因为它们只关心利润。它们推广任何形象，无论健康与否，都只是为了获得更多的流量，并卖掉更多的广告位。

人们拜错了神，这是健康和资本之间的矛盾中最先需要解决的，也是最突出的。几乎人人都希望变得好看，这也可能是让人们转向健康生活方式最有效的激励。但如果人们追求的"好看"本来就不健康呢？如果我们拥有全部的手段和足够的动力，却选错了目标呢？这好比我们花一整天教一个中学班级弓术理论、握弓手法、站姿、呼吸技巧，以及根据距离和风速调整准星的方法。然后，就在他们发射时，我们随意移动所有的箭靶，并期待他们仍能射中靶心。我们不如直接把课撤掉。

美丽的政治

　　追求自然健康的第一项重要任务，是弄清什么是自然、健康、有吸引力的身体。但在此之前，另一项更为紧迫的任务出现了——解释我们为什么要这样做。

　　如果"什么是自然、健康、有吸引力的身体"这句话让你震惊，我向你道歉。一些人可能不满我说得如此随意，就好像在讨论如何设定糖摄入量的上限或蛋白质摄入量的下限一般。其他人可能看到了这一章标题中的"假神"，并认为谈论假神太过自以为是，难道谁有权力决定什么是真神。

　　许多人对形体问题避而不谈，这是一个政治雷区。有些人觉得这个话题过于冒犯，甚至会攻击抛出这个话题的人，我理解原因。从定义一个人的身体应该是什么样子，到用它为性别、种族或民族优越感辩护，再到建立一种极端的意识形态，用来边缘化国内的部分群体或威胁邻国的人，这是一种滑坡谬误。毫不夸张地说，战争的爆发及数百万人的死亡大都是一些人（老实说，几乎都是男性，不是吗？）试图定义理想人类造成的。

　　但如果没人指导我们追求什么样的形体，又会怎样呢？不必假设，因为这就是现状。在没有任何指导的情况下，传媒巨头肆意横行，用极端完美的个例给我们洗脑，从而引起对真实身体的普遍焦虑。全世界有数百万年轻男性正在使用各种补充剂（合法的和非法的），为了尽可能地增加肌肉。他们希望自己能变成银幕上的漫威超级英雄一样。毕竟，雷神是神，绿巨人是无敌浩克，美国队长是美国英雄——还有什么比立志成为超级英雄更值得理解或称赞的呢？还有数百万的年轻女性把自己饿到皮包骨头，就为了自己看起来能像她们最喜欢的超模一样。毕竟，名模是一个高收入、光鲜亮丽的职业，她们可以穿上世界顶级设计师设计的奢华服装。而且模特（model）这个词本来的意思不就是"被模仿的榜样"吗？

在形体这个话题上，保持沉默的风险实际上和加入争论的一样大。然而，我的同龄人和健身业同行目前普遍选择保持沉默。我读过无数关于"减脂科学"和"增肌科学"的文章，但它们甚至都没有提及减脂、增肌的目标该有个度。健康和有吸引力的身体，其脂肪量和肌肉量有一个最佳值，但如果我们不讨论也不定义它，对脂肪量和肌肉量的追求就会变得离谱。当减脂和增肌走向极端，我们最后得到的只会是健美运动员的身体，这是现代健身业的终极失败。健美比赛也许是现代健身业最流行的标志，它本应是一场对美的庆祝，一场鼓励人们更好照顾自己健康的盛事。可事实恰恰相反，大众认为参赛职业选手的身体都太怪异了，而他们的平均寿命只有48岁。

因此，对什么样的身体是自然、健康、有吸引力的，无论被误解的风险有多大，我们都要大胆地坚持自己的看法。外表是如此重要的动机，而实现健康需要付出和牺牲，仅仅为此制定一个完整的计划，却对最终要实现的目标闭口不谈，是不合理的。同样重要的是，如果我们不描述健康的理想形象，又拿什么与传媒巨头宣传的错误形象比较呢？

美是个人的主观感受吗？

避免争议，对传媒巨头宣传的形象睁一只眼闭一只眼的老好人方法，站在了主观主义的立场上："任何形体都可能迷人或不迷人，取决于谁来评判。"

主观主义的立场似乎站得住脚：时尚界对形体等事物的品味一直在随着历史变化——否则如何解释从20世纪50年代玛丽莲·梦露的"沙漏型"身材到20世纪90年代凯特·摩丝的"消瘦、病态美"的大跨越？社会学习论解释了为什么社会化对自我发展有如此巨大的影响。每个人都会注意到自己对食物、音乐、文学等各类事物的品味，是如何受成长环境中的其他人影响的。就别人对我们的吸引力而言，我们都在生活中经历过一些奇怪的社会现象，比如一个人的吸引力因其同伴的不同而发生变化。还记得那些你认为不怎么有魅力的人吗？当他们突然和一个非常漂亮的伴侣出现在年会上时，每个人都觉得他们变好看了。这到底是怎么发生的？也许所有的美都是社会建构的。如果美只是一种社会建构，那么就没有假神，只有不同的神，每个人都应该自由地崇拜自己选择的神。

出于各种各样的政治、社会和经济原因，主观主义的立场极具吸引力，但它是错误的，至少它不完全正确。当然，个人品味是真实存在的，而且会受到别人的影响。但这种影响也只是在一定程度上的，并非决定性的。你的饮食口味可能会在一生中发生多次变化，但这些变化（味道、质地等）仍然处在一定的范围内。再大的社会压力也不能让你真心喜欢腐烂、没煮熟或煮过头的食物。在正常情况下，你绝不会完全放弃对食物的选择。你对人的品味可能随着时间的推移而改变，你也可能轻易更换喜欢的演员，但同样是在一定的面部和身体特征范围内。

多布然斯基定律

> 除非是从进化的角度来看，否则生物学的一切都讲不通。
>
> ——多布然斯基

人的品味如此趋同，也不难预测他们偏好的食物和人，是因为这些喜好实际上并非随机的。为什么我们用两条腿走路，有对生拇指，肩膀上有一个球窝关节，喜欢某些外表的人？这些问题其实都可以通过观察人类的进化来找到答案。

你的祖先并没有随意选择伴侣。如果那样的话，今天阅读本书的人就不是你了。你的祖先根据外表选择了最有可能繁育后代的伴侣。

体脂率是衡量男女健康水平和生育能力的最直观、可靠的指标之一。成年男性采猎者的平均体脂率约为14%，女性约为21%。有证据表明，这仍然是今天性吸引力最高的体脂率。为什么？过多的脂肪会导致更高的疾病风险和更低的活动能力，两者都会缩短预期寿命。而脂肪过少时，死于饥饿的概率更高，也更难喂养下一代。

对女性来说，体脂率的高低尤为重要，因为她们承担了抚养孩子的大部分工作。这就是为什么到了今天，与男性相比，女性仍对身体的脂肪量更敏感。也许最常被谈起也最容易观察的，代表女性健康水平和生育能力的"经典"指标是臀部的形状——不是臀部的大小，而是腰围与臀围的比值。当体脂率为21%时，大部分女性的腰臀比能达到的极限约为0.70。这种体脂率和对应的腰臀比显示了女性良好的健康水平与生育能力。它表明，身体的能量储备足以应付怀孕和哺乳的需要，但又不会高到增加疾病的风险。在女性月经周期中的生育高峰期，腰臀比会变得更低。这是进化的结果，为了最大限度吸引男性的注意力，进而提高生育成功率。

健康的体脂率和相应的腰臀比不仅会影响分娩成功率，而且会影响胎儿的发育。有研究表明，在学校的认知测试中得分更高的孩子，其母亲的臀部更宽、腰臀比更低。这种联系反映出胎儿大脑的发育与母亲臀部的脂肪量直接相关：臀部脂肪中的长链多不饱和脂肪酸对胎儿大脑发育非常重要。

然而，如果体脂率高过或低于21%这个神奇的数值太多，腰臀比就会变化，身体吸引力也随之消失。体脂率过高，脂肪就会堆积在腰部周围，导致腰臀比上升，高血压、心脏病、糖尿病等慢性病的风险也会同时上升。当体脂率过低时，虽然腰部的脂肪会消失，但臀部的也消失了。经典的沙漏型身材又回到了青春期前的直筒型身材。在体脂率极低时，女性将完全停止排卵，这是身体的自然信号，表明其储存的能量已不能满足成为母亲的需要。

我们对肌肉量的偏好也基于类似的原理。对于男女采猎者来说，具备使用手持武器的技能和力量，将赋予他们相当大的生存优势。拥有更强力量的男性有可能获得更好的食物和水等资源，这也意味着有更大的概率成功繁衍后代。拥有更强力量的女性能更好地抵御捕食性动物，以保护自己和后代，从而她们传递基因的可能性更高。

肌肉量对男性来说尤为重要，因为他们承担了大部分的狩猎工作。这就是即使在今天，男性还是比女性更在意自己肌肉量的原因。

但和体脂率一样，肌肉量也有一个平衡点，一定量的肌肉对生存来说才是最理想的。肌肉太少的人无法在资源竞争中成功。肌肉太多则会带来负担——肌肉的代谢水平很高，维持它比维持脂肪或骨骼消耗的能量更多，在超过一定量后，人体就很难满足肌肉的需求，这反而会降低人的行动能力。人类祖先的生存考验解释了为什么有吸引力的身体的肌肉量处在特定的上下限之间。

如果你认为这种对肌肉量和体脂率的偏好只是由社会学习获得的，你可以想想为什么即使新生儿也能辨别一个人是否健康，并据此调整他们的行为。假设我们对异性的喜好完全是由社会塑造的，这能解释为什么我们和朋友往往喜爱同一类演员，但这如何解释新生儿花更多的时间盯着看的脸，通常也是成人认为更有吸引力的？让我们再次回到多布然斯基的法则。从进化的角度来看，对称的脸、光滑的皮肤和端正的面部特征表明没有疾病和畸形等缩短寿命的因素。即使是刚出生的婴儿也知道，一张没有瑕疵、对称的脸代表更长的寿命，这个人可能陪伴他们更久，也就更容易吸引他们的注意力。你说这很无情？
进化就是一个无情的怪物。

　　假如我们对异性的喜好比现在更随机、更多样、更易变，
这个世界可能会变得更有趣，但进化的逻辑和观察研究的证据
表明，事实并非如此。我们喜好的身体特征限定在一个狭窄的
范围内，群体间和代与代间的变化都很小。

身体作为地位的象征

　　如果有吸引力的形体可以限定在一个范围内，而且很少变
化，那么如何解释在过去的一百年里，媒体宣扬和人们追求的
理想形体发生的显著变化呢？要回答这个问题，我们首先要认识
到，人体不只是一个生育工具。自世界上最早的文明出现以来，
人体就有了其他强大的功能：社会地位的象征和个人表达的载
体。如果我们只需要完成传递基因的生物目标，生活会简单得
多！可惜彼一时，此一时。今天，你的外表不仅需要赢得异性
的认可，还必须赢得整个社会的认可。准备好了解更多历史了
吗？让女士优先。

女性身体的故事

当我在健身房与新的女性客户见第一面时，最常听到的健身目标就是变瘦。无论她们多瘦，无论伴侣对她们的外表怎么看，无论年龄、体能水平和训练经验如何，无论胖瘦是否会影响职业发展——几乎每个来健身房的女性都想变得更瘦。因为对女性来说，瘦象征着地位。

对美的渴望是普遍存在的，可以追溯到最早的人类，但对瘦的追求却最多只有几十年的历史。我们当然无法知道早期女性采猎者的想法，但她们在身体穿洞、使用动物骨头制作首饰、文身，甚至用化妆来打扮自己已经有数十万年的历史了。即使是最原始的人类女性，也会在意自己的外表，并愿意花时间和精力来提升它。但我们基本可以确定，人类的女性祖先从来没有瘦身的念头。仅仅遵循采猎者的生活方式和饮食习惯就能使体脂率保持在健康的水平，为什么还要费劲让它变得更低呢？

即便是在大约1万年前世界上最早的文明出现时，或是在14世纪左右时尚业兴起时，甚至是在19世纪摄影术发明、印刷术飞跃发展，人们得以大规模生产人相照片时，也几乎没有哪个女人会想："我得变瘦。"因为这样没有优势——变瘦对健康、生育或社交都没有帮助。

人类有相当长的时间都处在阶级社会中，变瘦不会帮助你

一段真实对话的大致记录

 教练，我想减肥。

但你已经很瘦了，你应该关注其他事情，比如增强你的力量。

 但我太胖了。我身上哪儿都胖。我想减掉所有脂肪，也不想长肌肉。

但你需要适量的肌肉和脂肪。这才是自然、健康、迷人的身体。

 我只想变瘦。我怎样才能瘦？

进入上层阶级，只会让你成为底层阶级的一员。在人类绝大部分历史中，食物短缺和饥荒所造成的威胁都要远远大于暴饮暴食和超重带来的风险。因此，当我们看到几个世纪以来最著名的女性身体绘画时，其中的形体与今天传媒巨头宣扬的大相径庭。从戈雅的《裸体的马哈》（1797—1800）到莫迪利亚尼的《斜躺的裸女》（1917—1918）（图01），在人类历史相当长的一段时间里，被女性推崇和追捧的身材不是瘦，而是丰满。

直到第二次世界大战后工业化快速发展，发达国家的粮食短缺问题得到了有效解决，这一切才发生了变化。人类历史上首次，数千万工薪阶层人口不再为食物担心。在短短几十年的时间里，粮食危机突然变成了食物过度消费。在20世纪50和60年代，食品业的快餐化使得能量变得如此廉价和易得，以至于超重和肥胖第一次在人口中大量出现。这反过来又产生了巨大的连锁反应，影响到时尚的变化和人们对身材的偏好。吃得多不再是财富的象征——相反，超重和肥胖成为贫穷的标志。任何人都买得起高能量、让人发胖的新型工业化食品，只有富人才能吃得起让身材保持苗条的新鲜天然农产品。

仅仅一代人的时间里，媒体和娱乐业的范式就发生了变化。在这关键的几十年里没有什么比好莱坞更能反映这种转变了。碧姬·芭铎（图02）和伊丽莎白·泰勒（图03）、玛丽莲·梦露（图

04）等20世纪50年代最红的女演员，身材都与戈雅和莫迪利亚尼画中的美人相似。

到了20世纪70年代，人们的偏好已经转向了苗条得多的奥莉维亚·纽顿-约翰（图05）、卡丽·费雪（图06）和黛安·基顿（图07）。从那以后，人们就再没追求过20世纪50年代的丰满身材。今天的女演员很瘦，因为能量很便宜。

然而，尽管银幕上反映的身材变化已经很明显，但还远远不及我们在T台上看到的变化。毕竟，电影需要同时吸引男性和女性观众。而相比之下，时装秀的观众几乎全是女性。当面向女性为主的观众时，传媒巨头对瘦的宣扬就变本加厉了。时尚模特变得如此骨瘦如柴，一些国家甚至得靠立法来确保她们不被饿死。

问题的关键是，在传媒巨头无孔不入的影响之下，普通人的看法变成了什么样？更具体地说，男性和女性对这些形体的看法有何不同？我在2017年发起了一项网络民意调查（共503名受访者：339名女性，164名男性），结果恰好证实了我对人体具备双重属性的假设——女性主要把女性的身体看作是地位的象征，而男性仍主要把女性的身体作为生育能力的标志。

看看图08、图09，图上两位女性的体脂率分别为12%和25%。近80%的女性受访者更喜欢第一幅图，而男性受访者有超过2/3更喜欢第二幅图。为什么？当然，这些图片并不是随机选择的，而是有特定的目的：测试每种性别的舒适区。12%的体脂率是危险的，被美国运动委员会（ACE）视为"必需脂肪"，实际上当代大多数女演员的体脂率已经十分接近这个数值了。体脂率25%的人轻微超重，虽然远没有到"肥胖"的程度，但高于ACE定义的"运动员"或"健康"的体脂率，这与20世纪50年代女明星的体脂率接近。男性主要把女性的身体作为生育能力的标志，轻微超重总要比过瘦好。女性主要视自己的身体为地位的象征，比起轻微超重，过瘦是更好的选择。

有人批评我选择的照片过于极端，但实际上，任何两张照片，只要展示不同体脂率的女性身体，都会产生类似的结果。这项调查也远非此类研究的首例，它只是验证了世界上其他同类研究的结果。比较体脂率相差很多的女性身体，只是为了确保结果更显著。

还有人批评这项调查的目的，女性为什么要在意男性对她们身体的看法？女性有权决定自己想追求什么样的身材。意识到这个话题极其敏感，我能预料会受到这样的批评。我得尽力强调这项调查只是为了收集数据，而不是为了踩一捧一。话虽如此，但如果非要回答为什么女性应该在乎这个问题，那答案是它能提供健康身体的准确指导。我们对政治正确、尊重彼此的个人自由、尊重女性权利等问题如此敏感，以至于我们忘记了或在某些情况下太害怕提及，男性对女性身体的偏好反映了数百万年的选择压力：寻找生育成功率最高的伴侣——基本上就是最健康的伴侣。当我们思考男性对女性身体的看法时，并不是贬低女性或强迫女性遵循男性强加的标准，而只是简单地利用男性从出生起就根植于大脑的健康"计算器"，来辅助我们的研究。

"强壮是新的苗条"——这是一个在21世纪第二个十年初迅速流行起来的口号，它提出女性不应该只追求苗条，还应该有肌肉。这个观点在过去十年里的确获得了一些成功，证据是越来越多的女性开始练举重，她们不仅在照片上晒出细腰，还有发达的肌肉，尤其是臀肌。但这种趋势背后的驱动因素是什么呢？是女性突然意识到力量训练的好处，还是有其他因素在起作用？

在现实中，为了生存优势（我们前面讨论过），男性更喜欢有一定肌肉量的女性。但今天女性被鼓励往这个方向发展更可能是当代经济状况的反映。目前的这一代人可能是历史上首批对任何体力劳动都缺乏了解的人。工人不再需要铲煤、砍树、犁田，这些工作都由机器完成。工人要么坐在桌子后面，要么坐在方向盘后面，他们的身体已经和其他人一样萎缩了。既然工作中的体力劳动几乎完全被机器取代，肌肉就成了另一种财富和地位的象征。如今除了有钱人，还有谁能付得起时间和教练费在高级健身房锻炼肌肉呢？

　　就赋予地位的功能而言，强壮确实可能成为新的苗条。这件事的积极意义在于比起只追求变瘦，追求强壮是更健康的目标。但我们仍然要对它保持警惕：首先，它表明人的外表受到社会压力的裹挟；其次，它暗示女性美的标准是变化的，这个标准可能与健康不一致。

男性身体的故事

　　当我在健身房与新的男性客户第一次见面时，如果他们没有明确将增肌作为目标，那么几乎也会说到"变得更强壮"或"看起来更运动"，尤其是年轻男性。在所有可以用来冒犯男人的形容词中，也许没有比"瘦小"更伤人的了。年轻男性，尤其是那些雄心勃勃想在近期找到伴侣的人，特别在意自己身上肌肉的多少。

　　肌肉给了男人社会地位。无论你的精神世界如何，无论你在学术或事业上取得了什么成就，如果你拥有一个令人印象深刻的上半身，其他男人就会视你高人一等。这是因为炫耀肌肉已经被传媒巨头正常化和美化了。

　　几千年来，男人都在训练自己变得更有用——更快、更强

一段真实对话的大致记录

 教练，我怎么才能增肌？

我已经有很多肌肉了，为什么还想让肌肉变大呢？

 我只想让肌肉变大，特别是上半身，你觉得我需要开始做卧推吗？

我觉得你的肌肉量刚刚好，但你的柔韧性太差了。卧推再等等，你最好先去学习瑜伽。

 教练你在开玩笑吗？女人才练瑜伽，我就想让肌肉变大。

壮、更灵活等。但让肌肉变得更大，最多只能追溯到几十年前。虽然我们无法得知早期男性采猎者到底在想什么，但几乎可以肯定他们很少会渴望更大的胸肌。只要遵循采猎者的生活方式和饮食习惯就能确保肌肉量处于健康水平，为什么还要费劲让它变得更多呢？试想一下，我们的男性采猎者祖先除了狩猎、搬运和切割动物尸体，击退捕食性食肉动物和敌对部落的袭击，运输木头和石头等材料之外，竟然还有时间和意愿额外做几组俯卧撑和引体向上，来增强上半身的肌肉。在我看来这种想法太牵强了。

即便是在大约一万年前世界上最早的文明出现，产生了最早的职业军队之后，或在公元前5世纪左右古希腊出现了世界上最早的职业运动员之后，甚至在19世纪摄影术发明、印刷术飞跃发展，人们得以大规模生产人相照片之后，也不太可能有男人会想"我需要更多肌肉"。因为这样做不能获得生存、运动或选择伴侣的优势。

要追溯现代人对增肌的痴迷是如何形成的，我们应该从古希腊说起。古希腊不仅是西方文明的发源地，也是奥林匹克和男性裸体崇拜的发源地。"gym"（健身房）源于古希腊语"gymnos"，意思是裸体，古希腊人就是这样进行锻炼的。古希腊人非常重视身体的外表，即使是学者也要定期锻炼，因为只有身体健康的学者才被认为是心智健全的。另外，古希腊人为了致敬最优秀的运动员，会把他们雕成石像。虽然古希腊人如此迷恋男性的身体，但被选为雕像模特的运动员并不是根据肌肉大小决定的，甚至也不是根据外表，他们只是重大体育比赛的获胜者，如短跑、跳远、铁饼、标枪、拳击和摔跤。此外，无论他们参加的是哪项比赛，他们的体形基本相同：

> 在公元前5世纪上半叶，体育训练的标准相当统一，除了跑步运动员之外，很难区分其他所有力量项目的运动员。因此，早期的雕塑家为了表明雕像获胜的项目，会在五项全能运动员手中放入一枚铁饼或一对哑铃，或者给拳击手配个皮手套。
>
> ——诺曼·加德纳《古代世界的体育》

最早，健美也是功能性的，而不是为了肌肉大小，而且当时的健美运动员在外表上与古希腊人没有多大不同。这项运动的创始人尤金·桑多1867年出生在普鲁士，10岁时曾去意大利参观古希腊雕像，在那儿受到启发。他决定效仿古希腊的英雄，广泛涉猎各种竞技运动。20岁时，他已经成为世界级的摔跤运动员、体操运动员、马戏演员和举重运动员。像他那个时代的其他"强人"一样，尤金通过展示运动技术和力量来吸引观众，并以此谋生。他以单指引体向上和每手拿着16公斤的壶铃做后空翻而闻名。当尤金意识到很多观众对他的身体比对各种力量表演更感兴趣时，他便开始在日常节目中加入"展示肌肉的姿势"，这就是健美运动的起源。为了纪念他的突出贡献，现在奥林匹亚先生健美大赛的获胜者将获得一个以他为原型、被称为桑多的微型雕像。

从1901年由尤金本人组织的第一届大型健美比赛开始，一直到20世纪60年代初，健美运动员都是需要进行一系列自重训练和举重训练的全能运动员。他们自然、健壮的体格对男性和女性都十分有吸引力。在整个20世纪50和60年代，健美运动员成为电影巨星和万人迷很常见。在成为银幕明星之前，史蒂夫·里夫斯（图10）（1958年出演《大力神》）、戈登·斯科特（图11）（1955—1960年出演《泰山》）和肖恩·康纳利（图12）（1962—1967年出演《007》）等人都曾是优秀的健美运动员。这些人被选中扮演动作英雄是有原因的，他们在现实生活中就是真正的动作英雄。史蒂夫·里夫斯是一个老练的马术运动员，他经常自己做电影特技。戈登·斯科特会爬树，他曾是美国陆军的一名教官。肖恩·康纳利如此敏捷和强壮，曼联都曾想签他当职业足球运动员。他们都是体格健壮的男性，同时赢得了男性和女性观众的赞赏。

直到20世纪70年代，这项运动被大规模商业化，健美才从展现自然美和运动能力变成了完全违背自然的比赛。健身器材和补充剂制造商——健美比赛的主要赞助商——对比赛施压，让评判标准开始越来越倾向极端体形。肌肉的大小成了比赛打分最重要的因素，这开启了滥用类固醇的时代。类固醇的使用反过来又催生了更极端的训练技术。20世纪上半叶健美运动员青睐的使用功能性复合动作的全身训练不复存在，取而代之的是在一周的不同日期里，针对身体特定部位进行失调、孤立的分段训练。肌肉干度是比赛打分的另一个重要因素，直接导致了运动员在赛前利用各种补充剂和技术将体脂率和水分降低到危险的水平。健美运动员变得比以往任何时候都更大块、更线条分明，但他们的健康、运动能力和自然外表也都为此付出了代价。

当然，这仍然能满足好莱坞的需求，只是换成了不同类型的电影。从1970年开始，成功登上大银幕的健美运动员不再扮演常规的动作英雄角色，他们变成了超级英雄和幻想人物。电影业发现，主要是男性观众对由极端体形的男演员担任主角的电影有很大需求，而这完全适合依靠类固醇的健美运动员。从卢·费里尼奥（图13）（1977年出演《绿巨人》）到阿诺德·施瓦辛格（图14）（1982年出演《野蛮人柯南》），再到西尔维斯特·史泰龙（1982年出演《第一滴血》），新一代动作电影明星出现了，他们从不掩饰自己不同于常人的体形。

我们再回到关键的问题上：普通人如何看待传媒巨头展示的这些极端体形？就像对女性身体的态度一样，有证据表明人们的观点存在分歧。

图15、图16展示了两种不同肌肉量的男性身体。如果你问女性更喜欢哪一张，喜欢第二张的占了绝大多数。虽然投票的多数男性也喜欢第二张图，但还是有近1/3的人认为第一张图更好。为什么？再次声明，选择这些图片是为了测试每个性别的舒适区。第一张图是使用类固醇的职业健美运动员的身体，今天动作电影中的超级英雄大都如此。第二张图是一个全能运动员的身体，这种自然的外表更接近于20世纪50和60年代的动作演员。女性看待男性身体的方式和男性看待女性身体的方式是一样的：主要作为衡量生育能力的指标。体形异常强壮的男性与正常体形的男性相比并没有生存优势——男性职业健美运动员的预期寿命只有40多岁，他们为滥用类固醇和过度训练付出了生命的代价，这就是为什么几乎所有女性都偏爱看起来正常的全能运动员。但对于那些被传媒巨头的极端体形洗脑、不知满足的男性来说，选择就没那么干脆了。几乎所有的男性都会承认，第二张图的身材才是更健康的目标，但同时他们也对超

级英雄抱有极大的幻想，因此他们的选择要困难得多。

LGBTQ群体与进化论

如果不是有相当比例的非异性恋群体，达尔文的选择压力、生育成功率、适者生存等说法可能会更有说服力。根据进化论，任何导致生育能力下降的遗传特征，包括同性性行为，都应该会迅速消失。然而，同性恋绝对存在：在美国，大约有3.5%的成年人是同性恋或双性恋，大约有0.3%的成年人是跨性别者。你不能假装这是少数怪人才会选择的生活方式。尽管与一些保守理论家的主张相悖，还是有研究表明同卵双胞胎同时是同性恋的可能性要比异卵双胞胎大得多，这意味着至少同性恋在一定程度上是由基因决定的。如果你仍然认为同性恋在某种程度上是"非自然的"或"只存在于边缘人群中"，那么在1500种动物中也观察到了同性性行为的事实或许会给你一些启发。

这就引出了两个重要的问题：首先，同性性行为是否符合进化论？是同性恋的存在使所有关于进化的说法都失去意义，还是存在某种其他的进化机制，可以解释同性性行为尽管无法生育，却对整个种群的生存仍是有益的？其次，LGBTQ群体受到了媒体极端体形宣传多大的影响？

虽然此类研究仍处于初步阶段，但已有两种得到统计数据支持的理论可以调和同性性行为与进化论——"性感母亲"理论和"慷慨叔叔"理论。请注意，这两种理论都是基于对男同性恋者的研究，尽管结论也可能适用于女同性恋者。

性感母亲理论是性冲突理论的一个例子：如果导致某一性别生育能力下降的遗传特征能使另一性别的生育能力上升，那么它仍然可以延续。意大利遗传学家安德烈亚·坎佩里奥·恰尼进行的几项研究证明了这种可能性的存在。2012年，安德烈亚及其团队调查了161名欧洲女性，其中61名是同性恋男性的母亲或姨妈，另外100名是作为对照组的异性恋男性的母亲或姨妈。他们发现，男同性恋者的母亲或姨妈不仅比异性恋者的有更多的后代，而且在怀孕期间也更少出现妇科疾病和并发症，同时也更趋外向、有趣、快乐、放松，家庭问题和社交焦虑更少。

慷慨叔叔理论是亲缘选择理论的一个例子：导致个体生育能力下降的遗传特征，如果能使其他直系家庭成员获得更高的生育成功率，那么它仍然可以在种群中存在。例如，一个同性恋男性用他的资源来帮助照顾侄子、侄女的吃、穿、住等，这样他们就有更高的生育成功率，因此这种遗传特征就会延续。同样，有统计证据支持这种可能性。进化心理学家保罗·L. 瓦齐、大卫·S. 波科克和道格·P. 范德兰恩在太平洋的萨摩亚测试了这个假设。在那里同性恋男性被社会广泛接受，被归为独立的性别群体fa'afafine。研究显示，与萨摩亚的异性恋男女相比，fa'afafine对他们的侄儿、侄女更无私。他们更愿意看孩子，照顾家人，辅导侄儿、侄女学习艺术和音乐，并为他们的教育和医疗掏钱。

同性恋不仅是自然的，而且完全符合进化论。美国伟大的生物学家爱德华·奥斯本·威尔逊做过比较同性恋和异性恋行为的研究，得出了令人信服的结论，他在2012年写道："同性恋可能会通过特殊的天赋、不寻常的性格，以及在社会家庭中所扮演的独特角色和职业，给所在的群体带来优势。有大量的证据表明，情况在没有文字的社会和现代社会都是如此。社会仅仅因为有不同的性取向和较少生育就否定同性恋，这是错误的。我们应该尊重他们，因为他们对人类多样性有建设性的贡献。谴责同性恋的社会是在伤害自己。"

虽然在同性关系中，对性伴侣体形的偏好产生误解的可能性没有在异性关系中那么大，但这并不意味着传媒巨头宣传的极端体形对LGBTQ人群没有伤害。事实上，研究表明男同性恋者尤其容易发生躯体变形障碍。2009年进行的两项大型在线研究发现，42%的男同性恋者认为，他们对自己身体的不满对性生活质量产生了负面影响，这一水平明显高于女同性恋者（27%）、女异性恋者（30%）和男异性恋者（22%）。

违背一切道理和天性的是，我们这一代人把不健康的身体看得比健康的更重。我们追求传媒巨头宣扬的虚幻身体，而不是之前每一代人用得好好的真实身体。

媒体上一直有一些声音说，不要用固定的外表给年轻人压力，但通常这种声音会被淹没在商业的浪潮中，后者还从现状中获利。

2015年，法国政府通过了一项法律来限制宣传不健康的过瘦体形。这一历史性举措本应促使时尚业重新思考他们所宣传的身体形象，进而转向更健康的体形——然而，几乎没有任何改变发生。如果新法律如立法者最初建议的那样，能规定模特的最低体重指数，那么可能会产生一些影响。但在时尚业高管和模特经纪公司的强烈抗议下，这一规定被放弃了，换成让医生来决定模特是否过瘦。如今的超模女王巴西模特吉赛尔·邦辰，身高180厘米，体重只有55公斤。玛丽莲·梦露也有同样的体重，但身高只有166厘米。

2015年，阿诺德·施瓦辛格登上了以他的名字命名的健美比赛的舞台，他说了很多人一直在想但又羞于承认的话：今天的健美运动员看起来很吓人。这可是出自史上最著名的健美运动员之口！施瓦辛格的话本应促使人们反思这项运动，重新欣赏第一代健美运动员自然、健壮的外表，但一切都没有改变。健身器材和补充剂制造商能从追求极端体形的人身上赚到更多的钱，后者又能服务电影和娱乐业。在2021年的奥林匹亚先生健美大赛中，埃及健美运动员马姆杜·埃尔斯比耶（大雷米）获得冠军，他身高175厘米，体重134公斤。他得到的小雕像仍然刻着尤金·桑多的名字。尤金和他一样高，但体重只有84公斤。

　　政府和名人都无法阻止对极端体形的不断推崇，因为他们在商业压力面前也无能为力。有钱能使鬼推磨，健康就先放一边吧。

食品巨头与慢性病危机

在现实中，极少人能推翻自己曾经提出或热情接受并认同的理论。绝大多数人选择闭目塞听，以至于无论发生任何事，他们都只忠于自己的理论。

——莫里斯·阿蒂斯

　　请想想慢性病。这并不愉快，尤其你认识的大多数人可能都将死于慢性病。但这一章将解释健康和资本之间一个关键的冲突，它与慢性病有关。现在我想让你看看"传统观点"对慢

传统观点

饱和脂肪酸	心脏病
过多能量	肥胖
钠	高血压
红肉	癌症
海鲜	痛风
缺乏纤维	便秘

性病及其病因的解释。

你对这些关联是否熟悉，是否认为每一个关联都是正确的，每一个箭头都指向正确的位置？现在我想让你思考，如果这些关联实际上都不正确，那么另一种理论是否成立，它认为所有慢性病都有同一个根源：糖和精制碳水化合物。

人类学家用另一种说法来描述慢性病——失配性疾病。如果身体与当前的生活方式不匹配，我们就会付出代价。

今天主要的慢性病，在各年龄段的原始采猎者中都很罕见，或者根本不存在，与他们相比，现代生活方式最大的变化只是在饮食中增加了工业化食品。但这不是大众所熟知的慢性病成因。常见的解释是慢性疾病与脂肪、红肉、盐、海鲜等食物的

另一种理论

糖和精制碳水化合物	⟩⟩	代谢综合征	⟩⟩	心脏病
				肥胖
				高血压
				癌症
				痛风
				便秘

摄入有关。这些食物一直存在于人类饮食中，却被用来解释最近才流行的慢性病。

关于慢性疾病成因的传统观点是错误的，我不认为这是无心之过，而是食品巨头影响了公众的思考。

我们正在遭受慢性病的大流行，因为我们吃的不再是人体适应的饮食。以上就是本章的结论，但这一章不能就这么结束，因为我们还需要理解为什么有这么多相互矛盾、令人困惑的报告和观点。为此，我们需要思考食物的政治，研究慢性病的历史，并了解利用影响力操纵有关慢性病讨论的各方势力。但在这之前，我们得知悉要对任何饮食和健康问题下结论是多么的困难。

饮食研究的复杂性

如何研究饮食和健康的关系？我们可以从测量单个食物的营养价值开始，了解它们含有的宏量营养素和微量营养素，以及各种营养素的比例。然后可以算出一群人消耗了多少食物。再评估这群人的健康状况。最后，要么观察他们在一段时间内的健康状况，要么将他们与世界各地的其他人群进行比较。从这些饮食研究的结果中，我们可以了解哪些食物有利或有害于健康，以及其原因。我们关于饮食和健康之间联系的一切知识都来自这样的研究。

但结论只有在数据准确的情况下才有说服力。即使健康测试是100%准确的（这本身就极少见），我们也需要测量人群消耗的所有食物，这几乎是不可能的。在样本足够小时间足够短的条件下，采用24小时观察法能尽量避免测量误差，但这样一来又会出现样本量过小的问题，而且被24小时观察的人，其行为很可能也不同于日常。

因此，饮食研究大都依赖自我报告。但人们可能会报告他们认为医生想听的，而不是实际吃的东西。比如在一个刚结束漫长工作的晚上，你在回家路上吃了一大块比萨，又喝了6罐啤酒。你真的会把这些确切的细节报告给你的医生吗？又如有一天你出去吃午饭，点了一份营养丰富、均衡的大餐，但最后你只吃了自己喜欢的部分，而把其他的都剩下了。你会报告点了什么还是实际吃了什么？即使你能做到完全诚实报告，你真的会每天费心去称量摄入的每种食物吗？自我报告的问题既多又显著，这就是我们只能粗略地了解人们在吃什么的原因。

后来出现了更有趣的研究类型，我们试图用其找出饮食变化对健康的影响。为了得到最好的结果，我们当然希望使用与医学研究相同的"标尺"——双盲、安慰剂对照临床试验。这种研究的对照组服用安慰剂，然而研究者和被试者都不清楚谁在对照组。但这无法用在食物上，如果你改变了某人的饮食，会被察觉的！并且，就饮食而言，只改变一个变量是不可能的，总是有很多变量同时被改变。假设你认为吃西蓝花对健康有益，而试验组必须每天在正常饮食之外多吃200克西蓝花。即使这一组人能够在不影响正常饮食的情况下多吃200克西蓝花，但他们不仅每天多摄入了一种食物，摄入的总能量也增加了，这本身就会产生影响。更有可能出现的情况是，在每天多吃200克西蓝花的几天内，试验组会减少另一种食物的摄入，这有可能使每天的总能量摄入与研究前的一致。所以现在，当我们评估饮食对健康的影响时，可能需要考虑3个变量：增加的西蓝花摄入量x，减少的另一种食物摄入量y，每日摄入的总能量z。如果试验组的健康状况确实发生了一些变化，我们只能半信半疑地说这大概是每天多吃西蓝花造成的。

此外，当知道自己是研究对象时，人们的行为可能会失真。如果你知道自己的饮食被监测，还要在未来的不同时间做多次体检，你的生活方式就很可能受影响。当知道别人在跟踪自己的健康状况时，人可能会比平时更好地照顾自己。除了饮食之外，还有很多影响健康的因素，包括运动模式、睡眠质量、接触阳光和自然环境的时长、与周围人的互动等。这些话题我们将在第二部分详细讨论。如果一群人饮食变得更健康，还开始定期锻炼、改善睡眠质量、在户外待更长的时间、更多与周围人交流——这些事情经常一起发生——我们怎么知道饮食和其他因素对他们的健康各有什么影响呢？

"世界上有三种谎言：谎言、该死的谎言，以及统计数字。"如果想给本杰明·迪斯雷利的这句话做个补充，我们可以加上饮食的统计数据。考虑到饮食研究准确性的固有局限，对饮食研究数据的解释将受到主观倾向的巨大影响。如果整个数据库无法很好地支持研究者的假设，只要找到理由排除掉与假设相矛盾的数据，研究者就能瞬间得到一个有完美数据支持的假设。如果找不到任何数据来支持假设呢？只要声称数据收集存在问题，损害了研究的可靠性，不披露任何研究结果就行了。在历史上，同样的诡计被一再使用。

研究的独立性又使数据解释的问题变得更复杂。在20世纪，饮食研究的经费中有相当部分来自私人资助。世界上最杰出的营养学家在私人资助下做过一些最有趣的研究，对营养学的进步贡献也很大。世界上一些最顶尖的化学家、物理学家和数学家的情况也是如此。当一项私人资助的饮食研究结果发表时总会引起一些怀疑，它必须说明是否涉及任何利益冲突。可实际情况并非总是如此。在饮食研究的早期阶段，营养学家不仅别无选择，只能为私人机构工作，而且没有义务披露任何利益冲突。

总之，所有关于饮食和健康的知识都是事实、猜测估算和个人信仰的混合物。正直的科学家犯错的频率与腐败的科学家为达目的故意歪曲结果的频率差不多。一直以来，我们的基础知识水平和掌握的技术都在变化：今天的健康监测比50年前的先进得多，用来跟踪运动、睡眠质量和心率等生活方式因素的技术当时甚至都不存在；我们对人体消化和吸收能力的了解以及对肠道菌群功能的认识也在逐年增加。

在了解了这些之后，让我们再来看看慢性病的历史：随着时间的推移，不同的健康问题是如何引起媒体关注的，医疗系统是如何解决这些问题的，还有相关方面的态度。最好的起点也许是一位美国前总统的经历，以及20世纪50年代占据新闻头条的健康危机——心脏病。

心脏病与对脂肪的战争

在慢性病及其预防的历史上，1955年德怀特·艾森豪威尔的第一次心脏病发作有重大意义。当时，令艾森豪威尔声名远扬的第二次世界大战已经结束10年了。但数百万美国军人回国后发现，一名"无声杀手"——心脏病，正在他们的祖国行凶，并且愈演愈烈。美国第34任总统，这位不屈不挠的战争英雄，遭遇了心脏病发作。这一消息震惊了全国，卫生部门开始加速寻找解决方案。研究的一个方向聚焦于体力活动：美国人是否在为久坐少动的生活方式付出代价？虽然研究人员首次将锻炼视为保护心脏和维持健康的方法，但受到更多关注的是营养：美国人饮食的变化是否让心脏病成为首要死因？研究人员开始在全世界范围内找寻心脏病发病率最低的人群并调查他们的食物。

关于心脏病的成因，很快出现了两种观点：脂肪理论和糖理论。脂肪理论是由明尼苏达大学的生理学家安塞尔·凯斯提出的，他认为从肉类、黄油、蛋类等食物中摄入过量脂肪会提高血液的总胆固醇水平，这些胆固醇最终在冠状动脉内壁沉积，直到阻塞血流，让心脏停止跳动。英国著名营养学家约翰·尤德金提出了糖理论，他认为除非身体本身存在严重的问题，否则摄入脂肪不会导致动脉粥样硬化斑块的形成。心脏病的真正成因是糖，糖被肝脏分解，形成甘油三酯，再由一种特定的胆固醇在体内输送。这种胆固醇被称为极低密度脂蛋白（VLDL）。它随后转变为小而密的低密度脂蛋白（LDL），进而导致动脉粥样硬化和心脏病。

从一开始，由于测量的困难和复杂性，糖理论很难被接受。

胆固醇确实存在于动脉粥样硬化斑块中，而且在20世纪50年代，总胆固醇也相对容易测量，因此脂肪理论是医疗系统更容易理解和接受的理论。相比之下，验证糖理论不仅需要具备脂肪代谢和不同类型脂蛋白的知识，还需要更先进的设备和更复杂的专业技能进行测量。

但真正推动脂肪理论流行的是制糖业的干预。美国糖研究基金会最初由美国制糖企业于1943年成立，致力于研究糖在食品中的作用，并保护制糖业的发展。在1955年艾森豪威尔第一次心脏病发作后，对心脏病病因的调查开始指向糖是可能的元凶，美国糖研究基金会便资助支持脂肪是心脏病主因的研究。也许基金会对这场争论最重要的贡献发生在1967年，当时它请3名科学家做了一个关于糖、脂肪和心脏病研究的文献综述。不仅这项研究的结论——支持糖是主因的数据很单薄——是事先确定的，而且连综述中引用的研究都是由基金会精心挑选过的。该综述进一步提出，与饱和脂肪酸摄入相关的胆固醇水平才是心脏病唯一重要的风险因素。

这项1967年发表在权威的《新英格兰医学杂志》上的研究之所以重要，不仅因为它促使争论转向利于脂肪理论的一方，还因为参与研究的人将在此后几十年持续主导公共舆论。其中一位接受制糖业资助的科学家是哈佛大学营养学系的创始人弗雷德里克·斯塔勒。另一位是罗伯特·伯内特·麦格兰迪，他在成为世界卫生组织的顾问之前，也曾在哈佛的营养学系工作。最后是大卫·马克·赫格斯特德，他后来成为美国农业部食品和营养局的负责人。

最讽刺的是，在这个关键时期，为了影响争论，糖研究基金会对糖摄入和心脏病的联系贡献了最广泛的知识。但由于发现结果与经费提供者的利益相悖，这些信息从未公开。从1968年到1970年，糖研究基金会还资助了动物研究，以评估糖对心血管健康的影响。当来自该研究的证据表明糖与心脏病和癌症都相关时，研究没有公布结果就直接中断了。

后来，随着安塞尔·凯斯在1970年发表了具有里程碑意义的"七国研究"，关于心脏病的争论平息了。这项研究于1956年在美国公共卫生局的资助下启动，收集了1958—1964年意大利、南斯拉夫、希腊、芬兰、荷兰、日本和美国约1.3万名中年农村男性居民的数据。该研究是当时同类研究中规模最大的，它在饮食与心脏病之间建立了三个重要的联系：首先，饮食中饱和脂肪酸的含量与人体胆固醇水平相关；其次，人体胆固醇水平与心脏病风险相关；最后，单不饱和脂肪酸可以预防心脏病。尽管最后一点实际上对凯斯最初的理论做了重大修正（他最初的理论认为所有的膳食脂肪都是心脏病的成因），他还是认为自己理论的主要原则没有被动摇——是脂肪而不是糖导致了心脏病。

脂肪理论如此流行，1972年约翰·尤德金出版了《甜蜜的，致命的》一书，总结了糖的摄入会导致冠状动脉栓塞风险大幅升高的证据，但他的观点收到的几乎都是嘲笑。尽管这本书在商业上并不失败，但却引起了食品业内部的激烈反应。以安塞尔·凯斯为首的几位著名营养学家"齐心协力"策划了一场丑化运动，以摧毁尤德金的声誉。尤德金的事业从此一蹶不振。

凯斯的"遗产"

凯斯取得了胜利，他的脸登上了《时代》杂志的封面，他那里程碑式的"七国研究"有效地赢得了争论——谁能撼动那些数据呢？然而现在回过头看，我们知道他错了，大错特错。他可能赢得了与尤德金的个人对决，但那是通过压制证据实现的。首先，他的研究选择的7个国家没有客观依据。凯斯实际上有22个国家的数据，但他选择忽略那些与他的理论相悖的国家。不然怎么解释他选了5个欧洲国家却不选法国和德国？凯斯知道虽然法国人和德国人喜欢富含饱和脂肪酸的饮食，但心脏病的发病率相对偏低。其次，该研究忽略了其他心脏病的风险因素，包括吸烟、缺乏运动和摄入糖。这项研究发表多年后，其牵头的意大利研究员亚历山德罗·梅诺蒂重新检查了数据，发现与心脏病死亡最密切相关的食物因素并不是饱和脂肪酸。正如尤德金所怀疑的，糖才是。

当然，如果去征求人类学家的意见，他们可能会嘲笑凯斯的观点。动物脂肪，这种在人类饮食中已经存在了几百万年的东西，竟然会危害健康？脂肪理论很难解释加拿大北部的因纽特人或东非的马赛人等原住民为什么非常健康。哈佛大学人类学家维尔希奥米尔·斯蒂芬森在1906—1918年与因纽特人生活在一起，他发现因纽特人的饮食以驯鹿肉为主，还包括鱼类、海豹、北极熊、兔子、鸟类和蛋类。因纽特人认为蔬菜和水果"不是严格的人类食物"。斯蒂芬森指出，因纽特人是最健康的族群之一，他们几乎没有肥胖、糖尿病、癌症和心脏病。在凯斯研究脂肪理论的同时，著名医生乔治·曼正在研究马赛人——另一个高脂肪、低碳水化合物、无蔬菜饮食的案例。1964年，曼观察到马赛人的血清胆固醇水平很低，没有动脉硬化性心脏病，但他们只吃奶和肉。为了解释曼对马赛人的研究，凯斯假设他们进化出了一种独特的"反馈机制"抑制内源性胆固醇的合成。到1975年，凯斯成功地压制了所有与他的理论矛盾的人类学研究，并笼统地将之描述为："那些原始游牧族群的独特性与其他人群中的'饮食—胆固醇—冠心病关联'无关。"

就像敢于挑战他的科学家一样，动物脂肪的声誉在凯斯的严厉打击下始终没有完全恢复。在1955年脂肪理论出现之前，我怀疑历史上从来没有人想过要限制肉类或蛋类的摄入量。原因很简单，这些食物一直属于人类饮食，而且始终都被完整食用，没有任何理由认为它们有害。如今，尽管人们普遍承认脂肪理论存在缺陷，但还是认为脱脂牛奶比全脂牛奶更健康，蛋白比蛋黄更健康，瘦鸡胸肉比肥鸡肝更健康。

艾森豪威尔接受了当时公认的"智慧"，在第一次心脏病发作后，他调整了饮食，放弃了蛋类、黄油和奶油，改为食用"有益心脏健康"的低脂肪、高碳水化合物饮食，包括吐司、水果和脱脂牛奶。他最终于1969年死于心脏病。

除了饱和脂肪酸之外（如今的消费者即使没有完全避免食用饱和脂肪酸，也仍对其心存芥蒂），胆固醇也是凯斯"遗产"的另一个可怜的受害者。毕竟，如果是胆固醇在动脉中的沉积导致了心脏病，还有什么比直接摄入胆固醇更危险的呢？但这根本不是身体的运行方式。首先，饮食胆固醇和血液胆固醇之间的关联很小，原因很简单，吃的胆固醇越少，身体产生的胆固醇就越多。尽管有人害怕胆固醇，但它是人体最重要的分子之一。胆固醇是所有细胞膜的重要成分，也是生成类固醇激素、胆汁酸和维生素D必需的物质，它对我们的健康如此重要，以至于身体中的每个细胞都能合成它。我们甚至进化出了一个复杂的脂蛋白转运系统，只是为了把胆固醇运送到需要它的部位。其次，血液胆固醇和心脏病之间也没有关联。一项又一项研究证实，胆固醇水平高的人比胆固醇水平低的更长寿、更健康。

甚至胆固醇有"好坏"之分的观点也有误导性，这一观点可以追溯到凯斯的脂肪理论。除非我们采用高碳水化合物饮食，否则没有哪种胆固醇是有害的。根据脂肪理论，LDL是有害的，因为一些LDL颗粒小到足以沉积在动脉内壁上，而高密度脂蛋白（HDL）是有益的，因为它们能"清除"血液中的旧胆固醇，将其运回肝脏进行分解并排出体外。但与动脉粥样硬化斑块有关的高浓度的细小LDL颗粒本身就是生成甘油三酯的副产物，只会在摄入糖时产生。即便如此，这些LDL颗粒也不一定会产生问题——所有脂蛋白都应该能够在体内自由移动。只有炎症才会导致颗粒沉积在动脉中形成斑块，而引起炎症和甘油三酯水平升高的根本原因是高碳水化合物饮食。

在艾森豪威尔首次心脏病发作的60年后，美国政府对心脏病的立场终于发生了转变。2015年，美国农业部和卫生及公共服务部宣布了一项重大改变，取消了对脂肪摄入的任何限制。"减少脂肪摄入总量（用碳水化合物替代脂肪），"他们总结道，"并不能降低心血管疾病的风险。"同年，面对"对于普通人而言，膳食胆固醇、血清胆固醇与临床心血管事件之间没有明显联系"的有力证据，膳食胆固醇最终被美国政府从"需要注意的营养素"名单中划去。

人为什么会变胖？

继20世纪50和60年代的心脏病危机之后，下一个占据新闻头条的健康问题是肥胖。在整个20世纪下半叶，肥胖人口在全球范围内稳步增长。虽不致命，但在某些方面，肥胖甚至比心脏病更严重，因为它是癌症、糖尿病和高血压等一系列慢性病的主要风险因素。再次出现了两种不同的理论来解释这个问题，两者似乎都有合理的科学依据。食品巨头又沆瀣一气，宣扬符合其最大利益的理论。

卡路里理论是由弗雷德里克·斯塔勒发展的，他就是那位曾受美国糖研究基金会资助的科学家。作为美国当时最权威的营养学家之一，他对这个理论的著名描述如下："卡路里都是一样的，无论是来自牛肉、波本威士忌，或是糖、淀粉，还是奶酪、饼干。太多的卡路里仅仅是太多的卡路里。"既然脂肪只是储存了多余的能量，那么人变胖的原因就在于他们摄入的能量超过了身体所需。

碳水化合物理论是由心脏内科医生罗伯特·阿特金斯提出的，

他最为人熟知的是在1972年发表的同名饮食计划。阿特金斯认为，问题主要在于人们吃的东西，而不是吃了多少。美国人沉迷于富含糖和白面粉等精制碳水化合物的饮食，以及所有以它们为主要原料的产品——软饮、面包、饼干、蛋糕和糖果。这些都是人类食物中的新产品，它们造成了激素失衡，进而导致过度饮食。没有激素失衡，过度饮食和肥胖不会存在。

接下来发生的事情基本上和尤德金在心脏病争论中的遭遇一样。尽管他的理论有科学依据和数千名患者的证词，但在接下来的30年里，阿特金斯还是受到了食品巨头的围攻，他名誉扫地，成果也饱受讥讽。阿特金斯面临的第一个主要问题是，他所倡导的饮食与美国政府和医疗机构当时所倡导的"有益心脏健康"的低脂高碳饮食方案直接抵触。阿特金斯曾用低碳高脂的饮食方案帮助数千名患者在不诱发心脏病的前提下成功减重。这一事实可能被忽视了。但更大的问题是，他的理论简直就是食品巨头的诅咒。虽然现在戒掉糖和精制碳水被公认是明智的健康建议，但阿特金斯的碳水化合物理论在当时却被贴上了食物盲从的标签。与此同时，卡路里理论主张所有的能量都是一样的，从而让斯塔勒等受食品业资助的科学家可以继续捍卫可口可乐是一种"健康的餐间饮料"。

到1980年美国发布第一部《膳食指南》时，卡路里理论已嘿，教练，我们今天消耗了多少能量？

 我不知道。

 难道这个不重要吗？

 它没那么重要，改进你的动作才重要。这代表提升你的力量、平衡性、协调性、敏捷性和速度。如果我们的目标只是燃烧能量，那还不如直接让你用踏步机。

 那好吧，但我怎么样才能减脂呢？

 通过去除你饮食中所有的垃圾，只吃我们身体适应的食物。

 好吧，但我怎么知道该吃多少呢？

 你的身体会告诉你的。如果你只吃身体适应的食物，食欲会自然调整以满足你的能量需求，你的体脂率也会调整到健康水平。

 真的吗？这有用吗？

 当然，人类这样活了200万年。地球上所有其他动物也是这样的。

 行，我明白你的意思了。

经占据了上风，而限制碳水化合物的摄入被当成一个庸医进行的危险实验。1980年的《膳食指南》重申了斯塔勒的卡路里理论："为了减重，你摄入的能量必须少于你消耗的能量。"该指南还强调减少脂肪摄入（建议美国人将来自脂肪的能量减少到低于摄入总能量的30%），并摄入更多的碳水化合物。这份影响深远的指南之父正是赫格斯特德。

在指南发布后的20年里，美国人都严格遵守。美国男性来自脂肪的能量从37%减少到33%，来自碳水化合物的从43%增加到49%；美国女性来自脂肪的能量从36%减少到33%，来自碳水化合物的从46%增加到51%。与此同时，美国人口肥胖率从15%攀升至30%。

卡路里理论的问题

美国人被告知要注意能量摄入，减少摄入高能量密度的脂肪，但他们却比以前更胖了。为什么？对于卡路里理论的支持者来说，这意味着美国人比以前更懒、更贪吃：吃得过多、缺乏锻炼。但这似乎与我们在现实生活中的观察不符。有没有可能，这不仅仅是能量摄入和消耗的问题，阿特金斯一直都是对的呢？

实际上，吃什么比吃多少更重要的观点比阿特金斯早了100多年。19世纪60年代，在一本小册子《关于肥胖，致公众的一封信》中，英国殡仪业者威廉·班廷概述了他是如何通过吃肉、蔬菜和水果，同时不吃糖、淀粉和牛奶，成功大幅减重的。他的饮食建议在19世纪非常流行，以至于"班廷"被用作动词，意为"靠不吃糖和淀粉来减肥"。事实上，即使是第一个证明卡路里理论在数学上是正确的人，也从不认为它对肥胖的讨论有重要意义。1873年，德国生理学家马克斯·鲁布纳对狗的能量消耗和呼吸进行了45天的研究，证明了"1卡路里就是1卡路里"。但在1878年，他也承认"特定营养素对腺体的影响"可能比摄入的能量多少更重要。

使用卡路里理论来解释超重和肥胖实际上是一个混淆了直接因和终极因的典型案例。当有人用进房间的人比出房间的人多来解释为什么房间里塞满人时，我们会嘲笑他；那么当有人用摄入的能量比消耗的能量多来解释为什么某人肥胖时，我们会怎样呢？这两种解释在数学上都是正确的，但对理解这些情况发生的实际原因却毫无帮助。胖子摄入的能量当然比消耗的多，问题是为什么呢？

让我们再次回到多布然斯基。我们会用摄入的能量比消耗的多来解释长颈鹿的身高或蓝鲸的体重吗？不会，因为那样很荒谬。为了认识变胖的原因，我们需要了解人类是如何进化的。首先我们需要弄清为什么人体会储存脂肪，以及管理脂肪储存的机制是如何运作的。

早期，脂肪帮助人类解决了最大的生存危机。大约200万年前，当人类初步进化时，我们面临的最大威胁是能量平衡问题。当然，每一种动物都需要解决这个问题，但人类的尤其突出，因为我们有一个硕大的脑袋。所有那些帮助人类站上食物链顶端的东西——语言的发展、社会网络、解决复杂数学和工程问题的能力——需要巨大的大脑才能实现。但在一开始，大脑对人类能量获取的贡献微乎其微，却占了能量消耗的四分之一。进化的赌博因为以下事实变得更加复杂：即使是暂时中断对大脑的能量供应，人也会立即死亡。面对这样的负担，我们如何确保大脑在食物匮乏时也能有持续的能量供应？靠脂肪。

人类婴儿的体脂率约为15%，是所有哺乳动物中最高的。人类婴儿在出生后的一段时期体脂率会持续增加，达到25%左右。之后体脂率下降并在成年后稳定下来，成年男性和女性采猎者的体脂率分别约为14%和21%——对现代人来说是很低的水平，但实际上却比大多数灵长目动物都高得多。

当然，拥有高体脂率本身就是一场巨大的进化赌博。肥胖的动物往往行动迟缓，也更容易成为捕食者垂涎的美味。而一个行动迟缓的人无法活到可以繁育后代的年龄。但我们无一例外都是那些人的后代，他们发展出了强大的自我平衡机制，以防止体脂率超过健康水平，即使是在食物充裕的时期。你什么时候感到饥饿、想吃什么、当具备条件时会优先选择什么食物，以及吃多少，这些都不是随意发生的。它们是内分泌系统和神经系统之间复杂相互作用的结果，为了人类的生存，内分泌系统和神经系统经过了数百万年的进化。

人体脂肪储存的自我平衡机制非常依赖一种控制饥饿感的激素——瘦素。身体的脂肪细胞越多，产生的瘦素就越多，从而大大降低了食欲，消除了增加多余脂肪的可能性。这种机制一直完美运转了200万年。然后，意想不到的事情发生了。瘦素的机制开始被另一种激素——胰岛素阻断，它是调节能量代谢的激素。当血糖水平上升时，人体就会分泌胰岛素，以让肌肉和脂肪细胞从血液中吸收葡萄糖。它还会暂时阻止瘦素发挥作用，因为胰岛素让身体将能量储存在脂肪细胞中，而不是将脂肪作为燃料。

在人类200万年的采猎者历史中，胰岛素和瘦素之间的关系非常和谐，因为那时人体的胰岛素水平从来没有长时间地升高过。旧石器时代的饮食以脂肪为主，碳水化合物的比重低。当时人类的大部分能量来自动物，而食用的植物要么是地下的淀粉，如根和块茎，要么是地上的脂肪，如椰子和棕榈果。甜的水果非常罕见。尽管在不同气候中生活的原始人，饮食习惯无疑有很大差异，但我们还是可以确定，富含碳水化合物的现代食物——糖和超加工食品，在旧石器时代的饮食中是不存在的。

因此，肥胖被哈佛大学人类学家丹尼尔·利伯曼视为另一种失配性疾病。当遵循采猎者的饮食时，人体有一个成熟的机制来避免肥胖。问题就在我们已经不再那样进食了。

从进化的角度来看，"变胖是因为算错了能量"不仅荒谬，而且与我们在自然界中观察到的情况不符。最明显的例子是自然界中的动物没有肥胖。据观察，即使在食物供应充足、没有天敌威胁的情况下，自然界中也没有哪种动物会吃出肥胖。试图在实验室中诱导动物变胖的研究人员绞尽脑汁想知道这是为什么。成功变胖的案例，是动物园里的动物和人类的宠物。这些动物不再吃它们适应的食物，而是吃人类为它们制造的食物。

即使在动物冬眠时，也只是脂肪累积的季节性波动，而不是持续的肥胖状态。冬眠动物不仅会在冬季减掉多余的脂肪，而且冬眠前脂肪的增加并不依赖它们吃了多少食物。虽然野生动物会大量进食以准备冬眠，但实验室研究表明，当冬眠前几个月的食物供应受到限制时，动物仍然会通过降低能量代谢来增加脂肪。是冬眠前后的激素分泌而非食物的摄入量决定了脂肪的储存和消耗。

还有另一个明显的反常现象。假如在过去的几十年中，人类搞错能量收支是因为暴饮暴食或愚蠢，那么在此之前我们又如何将肥胖率保持得那么低呢？我们是否可以认为，当食品业开始生产和销售充满糖和精制碳水化合物的食品时，人类也感染了懒惰和愚蠢的"瘟疫"？

食品巨头的影响力

卡路里理论对解释肥胖的原因毫无意义，但在食品巨头的支持下，它还继续影响着我们的思维。当我们在商店和超市的货架上看到琳琅满目的食品品牌时，会以为由数千家公司组成的食品业非常多样化。但事实上，几乎所有主要的食品品牌都由10家公司持有，这是一帮非常强大的公司，它们每天的收入加起来超过10亿美元。如果它们是一个国家，那么可以排进GDP前40的国家之列，高于丹麦和南非。

虽然这些公司在理论上是竞争对手，但在肥胖这一关键问题上，它们倒是团结一致的。可口可乐自2008年以来的连续几份可持续发展报告都重申了同样的立场："体重增加主要是能量不平衡的结果——能量摄入得太多，消耗得太少。"联合利华

食品巨头	国家	2020 年收入 （亿美元）
雀巢	瑞士	903
百事可乐	美国	704
联合利华	英国	599
玛氏	美国	370
可口可乐	美国	330
亿滋国际	美国	270
达能	法国	191
英国联合食品公司	英国	176
通用磨坊	美国	138
家乐氏	美国	3951

在肥胖问题的立场上几乎使用了相同的措辞："肥胖增多的关键是……许多人摄入和消耗的能量不平衡。"百事公司首席执行官卢英德在2010年的发言甚至更直接："如果我们都锻炼，肥胖就不会存在。"他们都重复了弗雷德里克·斯塔勒在1977年用过的陈腔滥调：肥胖不是食品巨头的错，而是消费者自己的问题。

卡路里理论继续流行的真正原因在于，任何其他理论都会对那些严重依赖含糖食品和饮料获取利润的食品巨头构成威胁。把所有的责任都推到消费者身上，它们就可以逃避这样一个尴尬的事实：任何动物持续过度进食的原因只可能是它们被下毒了。失配不仅存在于人体和现代饮食之间，也存在于对肥胖的传统观念和解决问题所需的思考方式之间。

盐-高血压理论

饮食过咸会引起高血压。盐吸收水分以平衡其在血液中的浓度。摄入过多的盐会导致血容量增加，进而引起血压升高。

我们都熟悉这个理论，它听起来似乎合理，但仔细推敲就会发现它说不通。首先，这个理论与人类学的证据矛盾。我们当中有沿海居住的采猎者的后代，这些采猎者食用大量咸味的海产，尤其是贝类。不仅采猎者中高血压极为罕见，而且人类能适应直接从海里捕食贝类，表明盐不太可能对健康有害。其次，我们对盐有生理需求，这就是为什么我们进化出了能品尝咸味的味蕾。盐可以提高胰岛素的敏感度，这对控制血糖水平很重要，它还能支持神经系统（钠离子和氯离子是激活神经元必需的）及内分泌系统（盐也是产生性激素和应激激素等几十种重要激素必需的）。再次，盐-血容量机制本身就经不起推敲。在适应了高盐饮食后，人类也进化出了一种排出多余盐分的机制——排尿。每个人平均每天排尿7次，多余的盐分难道不应该被排出体外了吗？一些研究调查了减少盐摄入量对健康的影响，结果表明虽然减盐饮食可以降低血压，但也会对其他健康指标产生负面影响。

对高血压流行的一个更合理的解释来自糖。肥胖是引起高血压的主要风险因素，有证据表明，肥胖本身是由糖和精制碳水化合物引起的。即使不考虑糖对体脂的影响，也有机制表明血压与糖的摄入直接相关。糖提升胰岛素水平，从而激活交感神经系统，导致心率和血压升高。果糖是一种单糖，它能提高血液中尿酸的水平，进而抑制一氧化氮的产生。一氧化氮有助于血管保持弹性，所以当一氧化氮水平降低时，血压也会升高。

红肉-癌症理论

红肉致癌。大量研究表明，食用红肉与多种癌症相关，包括胃癌、结肠癌、直肠癌、膀胱癌、胰腺癌和乳腺癌。虽然现在还难以确定导致这些癌症的机制，但已经有几种理论被提出来了。一种理论将其归咎于杂环胺类（HCAs），这类化合物是肉类在高温烹饪时产生的。除此之外还有加工肉制品使用的防腐剂：硝酸盐是一个明确的风险因素，因为身体会将它们转化为亚硝胺——一种致癌物。另一种理论将其归咎于N-亚硝基化合物（NOCs），这是一类致癌物质。从肉食者的粪便样本中提取的结肠细胞与素食者的相比，含有更多NOCs引起的DNA变异。

但是相关性并不能证明因果关系，红肉-癌症理论也与人类学记录不吻合。人类学记录显示，在几个几乎完全食肉的采猎者人群中，癌症的发病率非常低。这种矛盾使得一些科学家推测，癌症的风险与肉类摄入本身无关，而是与我们今天食用肉类的方式有关。采猎者不储存肉类，也不用过高温度烹饪肉类，我们最好以此为鉴。另一件采猎者没有做的事是用油籽油烹饪肉类，这是今天最常见的烹饪方法之一。从种子中提取的廉价植物油（菜籽油、葵花籽油、玉米油、红花籽油、葡萄籽油、米糠油和大豆油）是新加入人类饮食的。不同于动物脂肪和油果油（橄榄油、牛油果油和椰子油），油籽油的多不饱和脂肪酸含量非常高，特别是ω-6脂肪酸。动物实验发现，通常被认为致癌的血红素铁（红肉中特有的化合物），只有在ω-6脂肪酸存在的情况下才有致癌作用。当用椰子油中的饱和脂肪酸代替油籽油时，实验中的致癌物指标也跟着消失了，这表明我们用来烹饪肉类的油对癌症风险有重大影响。

相比之下，自从1931年奥托·海因里希·瓦尔堡因研究癌细胞的能量循环而获得诺贝尔生理学或医学奖以来，糖就一直被认为与癌症有关。他发现，在氧气作为能量传递的催化剂时，正常细胞工作得最好，而癌细胞则在无氧状态进行能量传递。癌细胞的能量传递过程类似肌肉在剧烈运动时产生乳酸的过程，也像酵母菌将糖转化为酒精、二氧化碳和水的过程。这些过程都依赖糖。超低碳饮食和生酮饮食能够制造不利于癌细胞生长的代谢环境，因此几十年来一直被用作癌症治疗的辅助手段。反过来讲，生酮饮食就是因纽特人和马赛人这些几乎没有患过癌症的肉食采猎者的饮食习惯。

海鲜 – 痛风理论

痛风是由食用海鲜等高嘌呤食物引起的。嘌呤被人体分解形成尿酸。当体内尿酸过多时，尿酸晶体（尿酸钠）会在关节和组织中沉积，导致关节炎和疼痛。痛风患者应该完全避免食用海鲜。

这就是海鲜-痛风理论，但它同样经不起推敲。首先，我们的祖先食用大量的海鲜，却没有患上痛风。人类学家在亚洲和非洲观察到，从前的原住民几乎没有痛风，直到他们开始吃面包和含糖零食等西式食物。海鲜-痛风理论也很难解释素食者的痛风——植物性饮食的嘌呤含量极低。

还有什么因素会导致尿酸水平升高？饮食中过多的糖。痛风实际上是糖尿病患者最常见的并发症之一。糖尿病的前兆——胰岛素抵抗和高胰岛素血症，会导致肾脏排泄的尿酸减少，引起尿酸水平升高。糖尿病、肥胖和痛风之间密切的统计相关性也表明，所有这些慢性病都有一个共同的病因。

纤维缺乏 - 便秘理论

纤维对肠道有好处，因为它让粪便变蓬松，帮助结肠润滑和改善结肠传输。饮食中缺乏纤维会导致便秘。

这个理论十分直接、符合直觉，却是错的。便秘不是由缺乏纤维直接引起的。回想一下，数代采猎者以零纤维饮食为生，但几乎没有任何排便问题。母乳喂养的婴儿也不摄入任何纤维，但他们每天会多次排便。对一个混合食用动植物的健康人，纤维只构成了粪便的一部分，其余部分是细菌和水。正如一些采猎者主要靠植物性饮食为生，另一些则几乎不吃水果和蔬菜一样，你的身体也能够适应富含纤维和没有纤维的饮食。避免便秘的关键因素不是你的纤维摄入量，而是肠道健康状况。

有必要区分两种纤维：可溶性纤维，对肠道健康和预防便秘有用；不可溶性纤维，基本不具备这些作用。不可溶性纤维曾被描述为"终极垃圾食品"，因为"它既不能消化也不能吸收，因此缺乏营养"。由于不可溶性纤维可以与锌、镁、钙和铁等重要矿物质结合，阻止它们的吸收，因此它可以被合理归为抗营养素。加工食品中添加不可溶性纤维实际上会导致这些食品的营养价值低于未添加的食品。相比之下，可溶性纤维可以被酵解为短链脂肪酸，如丁酸、丙酸和乙酸。短链脂肪酸是结肠细胞的主要能量来源，还具有抗癌和抗炎的特性，因此对保持肠道健康有积极作用。流行病学研究观察到的高纤维饮食的好处是来自短链脂肪酸，而不是因为纤维"让粪便变蓬松"——虽然这是让我们增加纤维摄入最常见的说辞。由于零纤维饮食也可以保持良好的肠道健康，便秘不能都用缺乏纤维来解释。

哪种食物对肠道健康有明确的负面影响？让我们再一次来看看糖。首先，糖为肠道中的酵母菌提供营养，过多的酵母菌会取代健康的细菌。健康的细菌对保持粪便的水分很重要，有助于防止粪便变得又硬又小。其次，高血糖损害肠黏膜的神经，这也会导致肠道问题。受损的神经可能会影响肠道的肌肉收缩模式，减缓食物的通过。食物通过结肠的速度变慢导致更多的水分被吸收，进而阻碍排便。

另一种慢性病理论

我们应该认真考虑这个理论：所有慢性病都有一个共同的原因——糖和精制碳水化合物。持续的高糖摄入会引起胰岛素过多分泌，最终导致胰岛素抵抗、体重增加、高血糖和慢性炎症，这一系列风险因素被称为代谢综合征。代谢综合征又成为许多慢性病的起点。

不仅有支持这个理论的生理机制存在，而且它是唯一可以解释在转向西式饮食后，亚洲和非洲原住民的慢性病发生过程的理论。如果不是食品巨头直接插手饮食与健康的研究，这个理论很可能已经成为我们的常识。

2008年5月，英国皇家鸟类保护协会呼吁禁止给鸟类喂食面包。"经常有人给鸟类投喂面包，但实际上它不含有任何为鸟类繁衍、生存提供能量的重要成分。"他们解释说。非营利性教育组织守护大鹅解释了吃面包如何导致了鸟类出现"天使之翼"："鸭子和天鹅通常以树叶、种子和水生植物为食，如果你喂它们白面包，就会导致它们的翅膀生长过快，比身体其他部位更早发育，进而造成翅膀下垂、凸出，这样它们就永远飞不起来了。"这个故事最有趣的地方不是野生动物教育运动如何影响了成千上万的人，让他们选择其他食物来喂养鸟类，而是没有人试图挑战科学。没有人批评皇家鸟类保护协会提倡的饮食方式（它竟然建议鸭子最好吃它们几百万年来适应的树叶、种子和植物）。因为人们很容易理解面包对鸭子来说不是天然的食物。但更重要的是，这个建议没有损害任何人的商业利益。如果人们不再喂鸭子剩面包，只是让更多的面包被扔进垃圾堆而已。

1972年，两位科学家约翰·尤德金和罗伯特·阿特金斯呼吁禁止给人类吃糖和精制碳水化合物。他们详细解释了它们是如何导致心脏病和肥胖的。他们说："人类通常吃肉类、植物、蛋类、坚果和水果，如果给他们吃糖和精制碳水化合物，就会扰乱他们的新陈代谢，导致心脏病和肥胖。"但接下来发生了什么？他们竟敢说人类最好还是吃他们吃了上百万年的肉类、植物、蛋类、坚果和水果，于是他们遭到了媒体的诋毁，变得声名狼藉，他们的理论也被斥为伪科学和食物盲从。

公司行为并不总是符合公众的最佳利益。我们已经熟知石油巨头掩盖气候变化真相的方式与烟草巨头掩盖肺癌真相的方式如出一辙。我的观点是，人们在慢性病问题上不仅常常被误导，而且这是食品巨头有意造成的。

健康巨头与健康产品

消费主义最糟糕的地方是，你买的东西并不能改善你的生活。

——杰夫·贝索斯

　　请想象一下你如何度过理想中健康的一天。不用工作，没有家庭负担，不必接待别人，也无须担心钱包——你只用考虑健康就够了。你将会做些什么？

　　我猜你首先要"排毒"，这天只喝不吃，早上从一杯健康的果汁开始，接着是补充维生素和矿物质的维他命水。

　　为了实现另一个重要的目标——卫生，你要深度清洁房间，消除细菌和病毒，用除菌喷雾和抗菌湿巾把每个角落消一遍毒。

　　然后就该好好准备锻炼了。你服用训练前补充剂以唤醒身体，让它达到运动的最佳状态。你还订了一家五星级酒店的豪华健身房。你穿上最新的跑鞋——埃鲁德·基普乔格的同款，他穿着这款鞋用两小时就跑完了马拉松；穿上最喜欢的一套运动服，它既吸汗又能合理支撑肌肉和关节。你涂好防晒霜步行去

"你的理想健康日"

卫生用品	消毒喷雾	抑菌湿巾	抗菌皂		
健康食品/饮料	果汁	维他命水	思慕雪	酸奶	脱脂牛奶
运动营养品	维生素/矿物质补充剂	训练前补充剂	运动饮料	蛋白饮料	
运动服/运动装备	跑鞋	运动服	举重腰带	护膝	健身手套
健身器械	跑步机	椭圆机	健身单车	阻力器械	
防晒产品	防晒霜	晒后乳			
护法/护肤产品	强韧洗发水	保湿护发素	亮肤乳	身体乳	
助眠产品	助眠剂	重力毯	软枕		

健身房，因为走路比较健康，但你又怕晒太阳。

终于要开始健身了。你先做了有氧训练，比如在跑步机上跑5000米，再在椭圆机和健身单车上消耗200千卡，过程中你要不时补充富含电解质的运动饮料，以避免出现缺水或低血糖。接着，你戴好举重腰带、护膝和健身手套，在阻力器械上做了一系列力量训练。你对锻炼成果还算满意，结束后要喝杯乳清蛋白饮料，以让锻炼的效果最大化。

现在是清洁时间，带着抗菌皂去洗澡吧。为了干净、强健的头发，你得用强韧洗发水和保湿护发素。洗完擦干之后，再涂上晒后乳、亮肤乳和身体保湿霜。

你终于饿了。但今天是排毒日，所以你坚持只吃健康的思慕雪、"超级食品"和果味酸奶，不吃日常食品。到了晚上，最后喝上一杯脱脂牛奶。

该睡觉了，你不想浪费时间在床上翻来覆去，所以吃了助眠剂，舒服地躺在重力毯下，把疲惫的头靠上蓬松的软枕。

真是对健康巨头美好的一天。你花不少钱买了8类共计30种不同的产品。但这一天你过得好吗？我花了10年时间研究健康问题，认为如果你去附近的山里徒步，喝山泉水可能会更健康。而且我敢肯定，最后你也能睡个好觉！

我在健康业工作，它的发展令人担忧。我不反对研发新的健康产品，我也一直在做同样的事情。我也不反对人们花钱改善健康，健康应该成为消费的重点之一。我反对的甚至不是消费主义本身，尽管消费主义显然既浪费又不环保，但我还是相信购买健康产品一定能在某种程度上改善你的生活。

可是，认为要花钱购买的东西本质上就比大自然无偿赠予的更好，没有任何科学依据。你会这样想只是因为信息流倾向于支持健康巨头。

卫生假说

1989年，英国流行病学家大卫·斯特拉坎提出了卫生假说：人在儿童时期接触的传染源越多，长大之后患过敏性疾病的风险就越低。"让免疫系统长期处在无菌环境中如同大脑被剥夺了感官，最终会导致其功能紊乱。因此过度避免接触环境中的微生物，反而更容易让人患上过敏性疾病和自体免疫性疾病。"微生物学家玛丽·鲁布什解释道。

即使自1989年以来，卫生假说及其后续研究对我们的行为影响不大，但由于其缜密的逻辑和充分的证据，人们很容易理解和接受它。流行病学研究表明，在农场等复杂环境或兄弟姐妹、宠物陪伴中长大的孩子，日后患哮喘和过敏性疾病的概率更低。另一些研究认为，接触微生物能帮助预防肠道疾病，甚至预防某些焦虑和抑郁障碍。

我相信卫生假说中有适用于所有健康产品的内容。我们购买的任何健康产品，最终都会产生不可预见的副作用。而相较于其他健康产品，卫生用品的副作用可能更大。卫生条件的改善无疑提高了生活质量，延长了预期寿命。只是我们最近对微生物的战争已经矫枉过正了。

卫生用品之外的健康产品，带来的收益是否超过了我们的支出也值得怀疑。所谓"健康食品"通常都是含糖的加工食品，是"富含水果""低脂""富含维生素"这样的营销让它们变得"健康"。运动营养产品中包含厂商认为我们缺乏的营养素的分离物——但它们是否有益健康完全取决于我们的饮食。运动护具若使用不当，反而会让动作变形，甚至造成损伤。健身器械限制了身体的活动范围，造成功能性力量和灵活性的缺失。过度防晒会减少维生素D的生成，导致免疫力下降。护发和护肤产品中的化合物能让你变得更好看，但同时也会引发炎症。保湿霜的过度保护导致皮肤角质无法自然脱落。助眠产品虽然能帮助你入睡，却降低了睡眠质量，不利于身体恢复。我们该问的不是为健康产品花的钱有多少回报，而是真的有回报吗。

我将以跑鞋、运动饮料和阻力器械为例，来说明健康产品的花费与收益，因为它们具有代表性和足够的市场规模。我将以它们独特的历史引出本章的结论：健康巨头纯粹是通过营销制造了健康产品的市场，它们夸大产品的优点，抹除对其缺点的讨论。

跑鞋

耐克是现代跑鞋的开创者和主导品牌，它从根本上改变了人们跑步的方式和对跑步的认识。耐克的成功依赖于传奇田径教练比尔·鲍尔曼和菲尔·奈特的合作。奈特在斯坦福大学拿到MBA，是鲍尔曼的学生。在1964年正式成为商业伙伴后，他们组建的"鞋狗"团队征服了跑鞋市场，并创造了世界最大的运动品牌。

1971年，鲍尔曼和奈特正式推出"耐克"跑鞋，时机恰到好处——当时美国的第一波跑步热潮刚开始，但市场上还没有什么成熟的产品。那时人们跑步穿的鞋子相当简陋，与做园艺或其他户外活动时穿的鞋子几乎一样。唯一的革新是"硫化橡胶"，通过加热将橡胶和布料熔在一起，造出简单的橡胶底帆布鞋。这种鞋子被称为plimsoll，是因为印在鞋身上的线类似于船的吃水线（plimsoll line）。

　　鲍尔曼认为，可以通过改变鞋子的设计来提升跑步水平。他批评当时的跑鞋对足弓的支撑不够，所以鞋底外侧磨损很快。后来被称为Cortez的跑鞋解决了这些问题。它结合了"耐磨的厚外侧鞋底和全脚掌长的中底海绵垫，以吸收路面冲击、缓解腿部疲劳，同时抬高脚跟，以减轻跟腱的压力"。Cortez于1972年首次亮相，成为耐克早年的主打产品。

　　耐克的第一次重大营销成功打消了消费者的疑虑——1973年，耐克签下了当时美国最具天赋和魅力的长跑运动员史蒂夫·普雷方丹。人们亲切地称呼他"普雷"。在鲍尔曼的指导下，普雷方丹创造了从2000米到10 000米所有距离的美国纪录，而耐克公司充分利用了他的成就。普雷方丹本人也乐意成为耐克的代言人，甚至不遗余力地推广耐克产品，是他帮忙开拓了耐克早期运动市场的版图。普雷方丹将耐克鞋与他手写的便条和名片一起寄给了当时所有著名的长跑运动员：圣迭戈的玛丽·德克尔，波士顿的比尔·罗杰斯，新西兰的约翰·沃克和迪克·夸克斯，英国的布伦丹·福斯特和肯尼亚的基普·凯诺。这使得耐克成为世界顶级运动员首选的长跑鞋，同时创造了耐克一跃成为全球销量最高跑鞋的品牌故事。

　　但鲍尔曼的伟大发明并没有得到所有人的认可，尤其是他的朋友、与他同期的田径教练阿瑟·利迪亚德。利迪亚德被《跑者世界》评为"史上最好的跑步教练",他不仅指导多名运动员在奥运会上夺冠,而且他的周期训练系统也影响了自20世纪60年代以来的众多田径教练,包括鲍尔曼在内。鲍尔曼在1962年去新西兰拜访过利迪亚德。虽然利迪亚德尊重鲍尔曼的教练成就,但他不赞成鲍尔曼设计的鞋子,认为那对速度和安全都没有好处:"用外力支撑一个部位,就会使它变弱。身体只有常常使用,才会变得更强大。光脚跑步就不会有这些麻烦。能让脚像赤脚般活动的鞋子,才是我要的。"

鲍尔曼和他的同事们自豪地声称,耐克的鞋是史上第一款能"减轻跟腱压力"的鞋子,但这是好事吗?脱掉鞋子,赤脚在街上跑步,你会发现自己只能迈出小步,先轻轻地用前脚掌着地,然后脚跟自然弹起,进入下一步。这就是人类进化出的跑步方式——采猎者用这种方式跑了200万年,罗马鞋或帆布鞋的薄底只能提供最低限度的保护,基本没有改变它。穿上耐克的跑鞋,绝大多数人的跑步方式变成了脚跟先着地,脚尖后着地,这在Cortez问世之前是不存在的。鞋子能提供的支撑越多,我们的步幅就越大,着地时受到的冲击力也就越大。在物理上,即使有鞋垫缓冲,脚跟用力着地也会承受压力,压力只是从一个部位转移到了另一个部位。

利迪亚德等人试图警告,鞋子提供的支撑越多,脚就会变得越脆弱，越想改变自然的跑步方式，受伤的风险就越大。1989年，瑞士伯尔尼大学的著名预防医学专家伯纳德·马蒂提出证据支持这一理论。马蒂的团队分析了伯尔尼长跑大奖赛（15公里公路赛）4000多名参赛者的数据，他们惊奇地发现，参赛者穿的鞋越先进，受伤的概率反而越高。参赛者填写了全面的问卷，包括赛前一年的训练习惯和穿着的训练鞋。数据显示，45%的参赛者在赛前一年受过伤，这本身就令人担忧。但最令人惊讶的是，与受伤概率密切相关的变量，不是训练场地、跑速、体重，甚至不是伤病史，而是鞋子的价格。穿95美元以上跑鞋的人受伤的概率是穿40美元以下跑鞋的两倍多。

当然，如果询问人类学家对跑步损伤的看法，他们甚至可能无法理解问题——人类或任何陆地动物怎么可能因为进化而来的天性受伤呢？这就好像鱼因为游泳或鸟因为飞行受伤。与采猎者一起生活的人类学家观察到，采猎者的"持续性狩猎"——需要赤脚或穿着简陋的凉鞋跑上几个小时——完全不会出现如今常见的跑步损伤。正如丹尼尔·利伯曼所言："直到1972年现代运动鞋发明之前，人们都穿薄底鞋跑步，因此脚很结实，膝盖受伤的概率也低得多……目前困扰我们的足部和膝盖损伤，很多都是由穿跑鞋跑步造成的，跑鞋让脚变得脆弱、过度内翻，进而导致膝盖问题。"

撇开受伤风险，跑鞋提升运动表现的优势也并没有预想的明显。20世纪80年代，仍有人光脚跑步创造了世界纪录。南非运动员佐拉·巴德在1984年和1985年创造了5000米世界纪录，在1985年和1986年获得了越野跑世界冠军，并在1986年创造了3000米室内跑世界纪录——所有这些都是赤脚完成的。埃塞俄比亚的阿比比·比基拉可以说是史上最伟大的奥运会马拉松选手。1960年，他光脚打破世界纪录并赢得了自己的第一枚奥运金牌。

如今我们忽视了一点，世界上所有的顶级跑者不会因为好的鞋子而擅长跑步——事实恰恰相反。在过去的几十年里，肯尼亚和埃塞俄比亚那些伟大的长跑运动员，都赤脚跑步。在练出良好的心肺能力、强大的足部力量和正确的跑步方式（用前脚掌而非脚跟着地）后，他们才开始穿跑鞋，往往还是应赞助商的要求。

"我不穿鞋子的时候很舒服，我过去都光脚跑步。当我穿上鞋子时，跑步变难了。现在我能穿着鞋子跑了，但在我职业生涯的初期这很困难。在我们乡下，那些孩子不穿鞋子就很舒服。不合脚的鞋子最好不要穿。"埃塞俄比亚长跑选手海尔·格布雷西拉西说，他曾获得过两届奥运会冠军。

1973年史蒂夫·普雷方丹为耐克代言的原因和今天埃利乌

德·基普乔盖的一样——钱。基普乔盖曾在两小时内跑完了马拉松，当被问及跑鞋对这个壮举有何贡献时，他的回答发人深省："是我的腿而非鞋子在跑步……就跑步而言，尤其当与其他运动相比时，科技的影响总是极小的。"换句话说，鞋子没什么用。

这不禁让人猜测，如果基普乔盖完全不穿跑鞋，会怎么样？有趣的是，肯尼亚农民大卫·库塔尼亚虽然从未参加过竞技比赛，却在训练中经常跑赢基普乔盖。在基普乔盖准备耐克赞助的两小时马拉松表演赛期间，他的训练团队共同保守了一个秘密：他可能不是肯尼亚最厉害的跑者，更不用说全世界了。在此期间，库塔尼亚常常出现在团队中，先和他们一起跑一会儿，然后再甩掉他们。

"大卫今天打败我了。他光着脚跑的，但他不喜欢参加比赛。"在库塔尼亚又一次超过他以后，基普乔盖说。

耐克、阿迪达斯和其他品牌很快就发现了这个神秘的跑步天才，为什么他仍是肯尼亚一个不知名的农民呢？因为他不想穿跑鞋。如果没有商业价值，赞助运动员创造新的世界纪录又有什么意义呢？如今，对于任何有天赋的跑者来说，如果想靠跑步谋生，他们最好习惯穿着鞋子跑，不管这对成绩是否真的有帮助。

运动饮料

没有什么比中断训练更让我生气的了。放慢节奏，做几次深呼吸？可以原谅。暂停训练，去接紧急电话？不太好，但可以理解。因为血糖太低去喝运动饮料？实话说，荒唐。

作为运动饮料的创造者，佳得乐至今仍是市场上的霸主，它彻底改变了我们对补水和运动表现的看法。在佳得乐出现之前，运动员通常只在口渴时喝水。在佳得乐出现之后，运动员被教导要"在口渴之前喝水"，而且光喝水已经不够了。这种水、糖和盐的混合物能成为一项价值数十亿美元的全球生意，不仅因为深层的科学观点有分歧，商业运作和运动员代言也起了决定性作用。

起初，有一个问题令佛罗里达大学橄榄球队的教练困扰：球员在比赛和训练中体重大幅下降。这支名为"鳄鱼"的橄榄球队得名于当地土生土长的短吻鳄。佛罗里达州夏季天气闷热，气温经常超过30摄氏度，鳄鱼队需要在这样的条件下进行比赛。因此在20世纪60年代，在一场3小时的大学橄榄球赛后，球员体重下降8公斤的事并不罕见。教练担心这会影响他们的健康和在球场上的表现。罗伯特·凯德是佛罗里达大学医学院肾脏病学的助理教授，他被请来解决这个问题。

一段真实对话的大致记录

 教练，我感觉不太好，我想喝点运动饮料。

不必，我觉得你只需要做几次深呼吸。

 可我在脱水。而且我的血糖太低了，我需要补充糖才能继续锻炼。

你的身体里有足够3天用的水和3周活动所需的能量。我真的不认为锻炼一小时就需要喝运动饮料。

 但为什么所有顶级运动员都在喝呢？

他们有赞助拿。

　　凯德最初的饮料配方包含了水、盐、柠檬酸钠、果糖和磷酸二氢钾，但反响平平。虽然有些队员能为了潜在的功效忍受它的味道，但其他人将它比作马桶清洁剂，甚至是尿液。在凯德妻子的建议下，凯德开始往里面添加柠檬汁和甜蜜素（一种人工甜味剂），这种味道上的改进获得了所有队员的认可。

　　1965年，在几次试验后，鳄鱼队主教练雷·格雷夫斯决定在与路易斯安那州立大学老虎队的比赛中对该饮料进行全面测试，这一举动最终决定了佳得乐在美国体育史上的命运。在39摄氏度的高温下，下半场老虎队处于弱势，鳄鱼队取得了胜利。格雷夫斯确信凯德的饮料配方发挥了作用，并要求他投入量产以供给球队在赛季剩下的比赛中饮用。在接下来的几个赛季里，鳄鱼队迎来了史上最成功的时期。1967年1月，他们战胜佐治亚理工学院黄蜂队，第一次在橘子碗夺冠。在这场决赛中，鳄鱼队以27比10的比分逆转对手，巩固了他们"下半场之队"的名号。赛后，黄蜂队主教练博比·多德告诉记者："我们没有佳得乐，这就是区别。"

　　当然，并不是所有人都相信凯德的新配方起了作用，包括凯德自己在内。鳄鱼队下半场的反超靠的是运动饮料吗，还是队员更好的力量和体能训练，或者纯粹是运气好？别忘了，格雷夫斯可是佛罗里达大学史上最成功的教练之一，曾带领球队

赢得四次橘子碗冠军，其中两次是在佳得乐出现之前。在一次
采访中，凯德承认佳得乐可能只起了安慰剂的作用："如果你骗
一名橄榄球运动员他用的是杜冷丁，但只给他安慰剂，那么大
约有30%的概率安慰剂能像杜冷丁一样缓解疼痛。"

　　不管鳄鱼队成功的真正原因是什么，凯德不会放弃面前的
金矿。他很快申请了配方的专利，并在1969年鳄鱼队又一次斩
获橘子碗冠军后，与斯托克利–范坎普公司（SVC）达成协议：
由这家罐头食品包装公司获得佳得乐在美国的生产和销售权。
按照协议，SVC应向凯德和佛罗里达大学支付佳得乐所有销售
的专利费。同年，佳得乐与职业橄榄球大联盟（NFL）签订授权
协议，成为其官方运动饮料，这是佳得乐的首个体育赞助。这
种合作延续至今，使佳得乐成为所有职业橄榄球运动员的首选
饮料。

　　但这只是一个开始。除了NFL外，佳得乐还是NBA、PGA
（美国职业高尔夫协会）和MLB（美国职业棒球大联盟）的赞助
商，并与迈克尔·乔丹、泰格·伍兹和塞雷娜·威廉姆斯等体育
明星签订了代言协议。在百事公司收购佳得乐以后，佳得乐在
80多个国家销售，品牌价值超过40亿美元。

　　但佳得乐的成功无法证明它真的有效。尤其值得一提的是，
佳得乐及其他运动饮料制造商一直以来坚持两个说法：首先，

运动饮料"补充水分和能量的效果比水好";其次,"感到口渴之前喝"。这两个说法改变了人们对补水的理解,值得探讨。虽然它们对运动饮料的商业成功起着至关重要的作用,却没有得到充足的证据支持。

运动饮料含有电解质和糖,因此有人主张比起水,运动饮料能更好地补充水分和能量,从而提升运动表现。让我们依次来看。

电解质是钾盐和钠盐等可溶解的化合物,对免疫、心血管、肌肉和神经等多种身体系统的功能都很重要。身体出汗时会流失电解质,因此需要补充它们。这似乎说得通,但实际上所有水——水龙头出来的水,天上落下的雨——都含有电解质,运动饮料中含有电解质并不稀奇。佳得乐只是通过卖弄学名把钠盐和钾盐变成了一个特殊的卖点。电解质不仅存在于水中,也存在于食物中,而且液体中的电解质通常只占人体总摄入量的一小部分,普通人根本不需要为此担心。身体能够储存这些化合物以保持水盐平衡,因此对于一个正常、健康的人来说,喝普通的水还是喝运动饮料区别不大。

糖是一种即时的能量来源,比起脂肪,我们会优先消耗血液中的糖。运动员需要大量能量,在运动时补充糖似乎有道理,但这把问题简化了。我们优先消耗血液中的糖是因为它的毒性,而不是它更适合作为能量来源。在超过一定水平后血液中的葡萄糖是有害的，这就是为什么当我们喝含糖饮料时，身体会产生胰岛素，把糖从血液转移到肌肉和脂肪细胞中。胰岛素让身体消耗糖产生能量，同时阻止身体代谢脂肪。但这并不意味着身体更喜欢糖，毕竟消耗糖和脂肪的效果是一样的。是否需要在运动中补充糖是有争议的。一个需要高强度训练数小时，身体极瘦的运动员也许需要补充糖——毕竟，体脂极低的运动员不能再大幅减重。但对于为了降低体脂去健身的普通人来说，喝运动饮料完全是画蛇添足。

2012年，牛津大学循证医学中心的卡尔·赫尼根和他的同事对"运动饮料能提升运动表现"的说法进行了研究，但没有找到任何证据支持它。卡尔的团队在《英国医学杂志》上发表了具有里程碑意义的论文《运动饮料的真相》，他们在文中总结道："事实证明，如果你采用循证方法，40年的运动饮料研究似乎并不能得出什么结论。"相反，他们发现有一些模糊的证据被包装成了明证。

卡尔的团队发现，佳得乐和其他运动饮料制造商宣扬的说法是基于一些研究。但首先这些研究样本量就很小。他们找到了106项研究，其中只有一项的样本量在100人以上，这些研究的样本中位数甚至只有9人。然后要一点统计学的花招：其中一项研究在分析中排除了一部分结果，从而将运动饮料的相对效果从3%夸大到了33%。最后使用无效对照组。当人们自愿参加运动饮料的测试时，通常会期待该产品能产生效果，这也是使用安慰剂对照组的原因。但只有当被试者无法区分运动饮料和安慰剂时，结果才是有效的。能证明运动饮料有积极效果的研究是以白水作为对照组的，但采用相同味道安慰剂的研究却无法证明。运动饮料对运动表现的提升可能是一种心理暗示——凯德自己也承认这一点。

运动饮料制造商宣扬的"多喝水""防口渴""在口渴之前喝"等看似善意的建议，也不那么正确。事实证明，所有这些建议都来自佳得乐精心策划的一场运动，旨在加剧人们对脱水的恐惧。它们并不基于任何无偏见的研究。佳得乐委托进行的研究主要集中在液体丢失和高体温两个方面，因为两者不仅容易测量，还被认为是心脏病的风险因素。不出意料，跑步时摄入液体的跑者体温更低，水合水平更高，"多喝水"的建议由此出现。1996年，佳得乐的营销做到了巅峰。美国运动医学会（ACSM）制定了指导方针，建议人们在运动时"尽量多喝水"。而ACSM仅有的两家"铂金"赞助商是佳得乐和佳得乐运动科学研究中心。

然而，运动时需要不断喝水以防止中暑的观点与来自人类学的证据不符。正如《淹没——耐力运动中过度饮水的严重问题》

的作者蒂莫西·诺克斯指出的："人类进化出了在高温下狩猎的惊人能力，因为他们不可能携带太多的水，所以我们必须假设，他们会面临没水喝的情况。"中暑的真正原因是体温调节机制失效，而这通常是由于缺乏体能训练。换句话说，中暑是因为不习惯炎热的环境，而非缺水。即便在高温下运动，一个健康的人也可以通过出汗轻易控制体温。出汗会促使肾脏重吸收水回血液，从而改变血液的水盐平衡。由于身体储存了大量的水，在不摄入任何液体的情况下，这个机制可以维持几个小时。据观察，在一天中最热的时候，非洲的狩猎者可以坚持不懈地追逐动物直到精疲力竭，但他们并不会出现中暑或其他健康问题。

总体上，跑者"尽量多喝水"反而对健康有负面影响。没有人在马拉松比赛中死于脱水，但不幸死于水中毒的却有几例。如果一开始身体的水分就十分充足，又强迫自己再多喝几升水，那么全身的细胞都会肿胀。这对大脑特别危险，因为它位于坚硬的颅骨中，细胞肿胀会切断大脑供血，这是一种可能致命的疾病，称为低钠血症。2002年，哈佛医学院的研究人员发现，在波士顿马拉松的完赛者中，竟然有13%的人患有低钠血症，其中包括3个严重病例。

阻力器械

比起耐克和佳得乐，你可能不太熟悉诺德士的故事，但这并不意味着你没有受到它的影响。诺德士创始人阿瑟·琼斯于2007年去世，《纽约时报》刊登了一篇长讣告，描述他如何"变革了健身行业"——许多业内人士完全认同。事实上，如果用宿命论看待历史，接受有些事"注定要发生"，那么琼斯对健康业的贡献可以说是最大的。"有助于跑步"的带衬垫鞋，"有助于提升运动表现"的运动饮料，如果这些东西注定被发明出来，那么一种能改变肌肉工作方式，"有助于训练"的机器呢？这种可能性似乎要小得多。但琼斯不仅发明了它，而且世界上几乎每个健身房都有它的身影。

20世纪60年代，健身房文化和健美运动刚刚起步。一方面，由于史蒂夫·里夫斯、戈登·斯科特和肖恩·康纳利等演员（前文中曾提到过）的成功，世界各地的人为了改善外形开始健身。但在1970年之前，健身房的设备非常基础，类似于古希腊人使用的石材和金属器械。在20世纪60年代，健身房最常见的器械是哑铃和杠铃，而一些健美运动员仍然以自重训练为主，如俯卧撑、引体向上和仰卧起坐。

阿瑟·琼斯相信他能做得更好。琼斯在1970年推出了诺德士品牌，他在当年的第一期《诺德士快报》上写道："传统的设备无法满足全面锻炼的需要。"琼斯发现，力量训练动作的每个阶段都有难易之分。以二头弯举为例，动作开始时比较难，因为此时肱二头肌的力量最小，动作中程可能比较容易，因为肱二头肌在这个位置力量更强，但当肘部超过90度后，动作又逐渐变难。对于琼斯来说，肌肉在动作全程无法使出同样的力量代表了一种低效。因此，他认为与其使用阻力固定的哑铃或杠铃等器械，不如使用一种能随着动作阶段的变化而改变阻力的器械。器械的核心是一种叫作偏心凸轮的装置，这也是该公司名字"Nautilus"的由来——肾脏形状的偏心凸轮与鹦鹉螺（nautilus）贝壳的形状非常相似。

如果使用可变阻力器械取代固定重量器械，就不需要身体调用任何能力维持平衡性或协调性。诺德士的器械只朝固定方向移动，因此也不需要任何举重技术。琼斯对此感到满意——尽管在现实生活中举起一个物体需要平衡性和协调性，但如果你的目标只是增肌，何必让动作变复杂呢？募集最多肌肉纤维，就能刺激肌肉尽可能地生长，琼斯按此原则设计了诺德士的器械。

比起传统的杠铃和哑铃，琼斯相信诺德士可以更多、更快地增肌。琼斯是高强度训练（HIT）的早期倡导者，这种训练法倡导持续完成各种单组训练动作，直到肌肉彻底力竭。把它应用到自由重量训练中比较危险，因为你可能会被压在杠铃下，但诺德士的器械不存在这个问题。1973年，在健美运动员凯西·维阿托尔的帮助下，琼斯开始向人们宣扬自己的理论，并展示诺士德器械的高效性。在被称为科罗拉多实验的短短28天里，凯西只进行了12次高强度训练，且每次都不超过30分钟，但他却增加了25公斤以上的肌肉。琼斯本人在22天内也增加了7公斤肌肉。

对于健美界来说，1973年的科罗拉多实验和诺德士健身器械的出现彻底改变了游戏规则。事实上，当时几乎所有的健身爱好者都听说过这个实验。美国各地对诺德士的需求激增。健身房的"举重室"里阻力器械随处可见——除了领头的诺德士外，还有几十家模仿者应运而生。金融分析师估计，诺德士的年收入曾高达3亿美元，而琼斯也跻身福布斯美国富豪榜的前400位。1975年，巴里·麦克德莫特在《体育画报》上写道：

　　体育界一直在寻找下一个爆款，如今诺德士成了体育训练中的大热门。它的50种型号各自针对特定的肌群而设计。尽管诺德士的价格从几千到约20 000美元不等，但在过去的4年里仍订单积压，销售额每年增长200%。

1986年，在琼斯出售并退出公司后，诺德士最终失去了市场领先地位，但时至今日它对健身业的影响依然显著。阻力器械几乎成为所有健身房的标配，这归功于琼斯的影响——他的名字可能被遗忘，但他创造的训练方式沿用至今。

当然，琼斯的器械和理论并没有说服所有人。诺德士品牌建立的基础——科罗拉多实验如今被认为存在严重缺陷。科罗拉多实验的对象只有凯西和琼斯两个人，因此样本量太小。虽然他们的肌肉增长可能是真实的，但凯西并不是一个普通人。首先，他在健美方面有惊人的天赋：1971年，凯西在19岁时就成为有史以来最年轻的美国先生。其次，他在1973年遭遇了一系列事故，包括在健身时严重受伤和住院，这意味着实验开始时他的体重明显低于正常水平。当时，由于注射破伤风抗毒素的副作用，凯西的体重只有76公斤，而他的正常体重约为100公斤，他增长的肌肉主要归功于他恢复了健康。

另一些人则质疑将肌肉量作为衡量标准是否合适。健美运动员是世界上唯一竞争体形大小的运动员，而对其他运动员来说，有助于提升功能性力量的肌肉才能成为优势。在拳击、摔跤、综合格斗和奥运会举重等划分重量级别的运动中，运动员的力量与体重的比例才是关键。只有在移动能力、协调性、平衡性和敏捷性提高的同时，增加肌肉量才有用，否则反而成为劣势。对于以增肌为目标的专业健美运动员来说，诺德士确实带来了一场革命。但对于其他运动员，还有那些追求健康的普通人来说，使用诺德士的器械弊大于利。

当然，人类学家很可能会对这些新器械感到疑惑。即使从未进过健身房，采猎者在力量、心肺能力和灵活性方面也与奥运健将不相上下，更不用依赖数千美元精心设计的偏心凸轮装置。不需要专门的训练和装备，他们靠的是狩猎采集的生活方式，这种生活方式本身就伴随着不断变化模式的运动。

如今看来，诺德士和紧随其后的必确、泰诺健和力健等其他健身器械制造商之所以能成功，并不全靠琼斯的营销，还是因为健身房的老板同样追求利润的最大化。高科技器械会给消费者留下深刻的印象，以便健身房老板卖掉昂贵的会员卡。尽管添置器械的前期成本可能很高，但也节省了大量的劳动力成本。学习如何正确举重和移动身体是很困难的，举重和体操教练在执教之前都接受过多年的训练，也因此能拿到可观的薪水。但阻力器械上手很快，也不用付薪水。

因此，对阻力器械的评价仍存在争议。支持者认为，它们提供了一种高效、安全的训练和增肌方式，也不需要请昂贵的教练。持怀疑态度的人则认为，除了提升外表，没有本体感觉的力量训练几乎对健康无益。

自2000年以来，健身业开始转向强调功能性训练。像CrossFit和斯巴达勇士赛这样的训练体系又重新开始教人们如何正确移动身体和举重了。但大家都忘了，在1970年之前，所有的训练都是功能性的。阿瑟·琼斯创造的运动方式和诺德士才是反常的。

健康产品的创造

当我们把耐克、佳得乐和诺德士的故事放在一起看时，就会发现一些共同的特征。首先，三者出现在相同的时代和地点——二战后的美国经济快速增长，居民可支配收入大幅增加，中产阶级崛起。其次，三者将想法变为产品的前提都是公众观念的转变，而且都通过著名运动员的代言实现。最后，尽管它们获得了商业成功，催生了成百上千亿美元的产业并延续至今，但都无法证明它们的产品对健康有益。支持三者的理论和证据都受到了质疑。当遇到人类学研究的挑战时，它们的产品依靠的前提就显得尤其薄弱。

消费是否能得到回报还有待商榷。应该穿上千元的跑鞋，几十元的平底鞋，还是干脆光脚？应该喝十几元的运动饮料，两三元的瓶装水，还是自来水？应该用几万元的健身器械，几十元的

产品	跑鞋	运动饮料	阻力器械
营销话术	"我们的脚不适合跑步"	"运动需要不断补充水、盐、糖"	"传统的器械无法提供全面的锻炼"
成功的关键节点	1973年第一名代言人史蒂夫·普雷方丹	1969年第一个NFL赞助协议	1973年科罗拉多实验
2020年市场规模（美元）	1097亿美元	262亿美元	116亿美元
行业先锋	菲尔·奈特，1938年生比尔·鲍尔曼，1911年生	罗伯特·凯德，1927年生	阿瑟·琼斯，1926年生
主要品牌	耐克	佳得乐	诺德士

哑铃，还是直接在地板上做俯卧撑？单从健康的角度来看，没有证据表明健康与花的钱成正比。那为什么不选免费的呢？

　　带给你健康的是习惯，而非产品。本书第二部分的主题，就是健康生活需要培养的习惯。既然消费不可避免，那就快乐地消费，只是要谨防上当受骗。

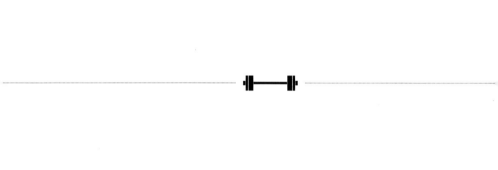

第二部分

授时因子

健康是由你自己创造的。你的想法和行动，决定了你所拥有的能量、活力和精神。

——安·威格莫尔

　　本书的第二部分会关注5种已知的授时因子——光、食物、运动、温度和社交，并就如何管理它们提出具体的建议。这5种自然现象十分强大，足以调节人体的生物钟。

　　用今天的标准来看，我们身体适应的生活方式或许是极端的，但也恰恰是保持健康所需的。如今，我们整天待在人造光（而非自然光）下，常常违背昼夜节律。我们有丰富的食物，醒着的时候几乎没停过吃东西，但吃下去的大部分都没有营养。我们去健身房锻炼，但只用到日常动作模式的一小部分，强度也远远不够。我们受不了冬天的严寒或夏天的酷热，因为空调系统让四季如一。网络技术帮助我们时刻保持线上交流，却也牺牲了面对面交谈拥抱和做爱的时间。这5种授时因子都有迥然不同的两面，但我们从未真正体验过任何一面，就好像生活在

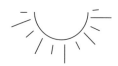

光

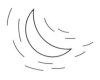

光照
每天至少保证1小时户外时间，进行适量的全身日晒

黑暗
日落后3小时内关灯；每晚至少8小时待在黑暗中

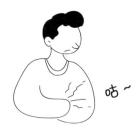

食物

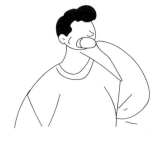

饥饿
每天至少断食16小时

饱足
只吃本地种植、饲养，加工程度最低的食物；按重量计算，食物以植物为主

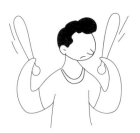

运动

活动
每天进行短期高强度运动；活动身体，移动你身边的物体

休息
每天通过轻柔的动作动态恢复；尽量少用放松设备

温度

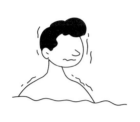

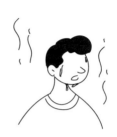

冷
每天在冷水中深呼吸30次

热
每天出汗

社交

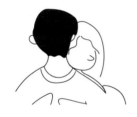

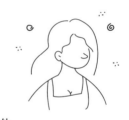

群体
吃饭的时候不用手机；每天拥抱3分
钟；经常做爱

独处
每天在运动和冥想中忘我

可怕的"无人地带"一样。我们的生活方式一成不变，缺乏兴奋和有益的压力。我们被困在炼狱般低级的生活中，没有死去，但也从未真正地活着。

　　第二部分将详细介绍这5种授时因子，解释它们的重要性，以及你需要在这5个方面做些什么。它们背后的原理与人类的进化相关——自然选择如何让利于物种延续的行为延续？"光照与黑暗"将探讨昼夜节律，并解释阳光不仅决定了我们的日常节律，还对心理和免疫系统的健康有重要作用。"饥饿与饱足"将探讨人类适应的饮食类型，以及历史上的食物长期匮乏时期对人类进化起的关键作用。"活动与休息"将探讨狩猎动物、建造住所和防卫攻击等活动需要的运动能力，以及这些活动是如何帮助人类保持年轻的。"冷与热"将探讨接触寒冷如何使身体恢复活力，如何让人类自由地遍布全球各地，在利于狩猎的高地定居。最后，"群体与独处"将探讨群体的重要性，以及性、拥抱、面对面的交流等社交行为对缓解压力和创造快乐的作用。

需要特别强调的是，这5种授时因子都需要平衡，就像阴阳相生。很多文章讲述了阳光对健康的重要性，但它们对黑暗的意义只字未提。我读过许多关于营养的书，它们甚至没有提及禁食。自然压力源是采猎者生活的一部分，我们需要提高对它们的认识，了解它们对健康的重要性。除此之外，我们应该改变语言和思维，告别"多运动""干净饮食"的简化方法。多运动对身体有益的前提是更好的休息，否则你可能受伤。干净饮食如果意味着远离过度加工的垃圾食品，无疑很好，但也需要配合断食才能有真正的效果。自然健康是要找到平衡，顾及每种授时因子的两个极端。

遵循这么多规则会让你的生活失去乐趣吗？我的观点恰恰相反——只有尊重原则，我们才有机会彻底享受生活。在发现5种授时因子的重要性之前，我从未如此充分享受过生活。保持好身材，远离慢性病，享受人与人之间深入而有意义的互动，充满活力和带着目标地度过每一天，如果这些对你来说是一种负担，那么需要改变的是你的生活观念。

应对生活中最大的挑战往往都需要投入和牺牲，遵循本书的建议会让你的投入和牺牲充满意义。这不仅是一条通往卓越的道路，也是在向祖先和进化致敬。

在18和19世纪的文学作品中，"高贵的野蛮人"是一个重要的概念，象征着未受文明腐化的人天性中的善良。这个词首次出现在17世纪约翰·德赖登的英雄诗剧《西班牙人征服格拉纳达》中，指的是新创造的人，后来又出现在托马斯·萨瑟恩的《奥鲁诺克》中。这本书改编自阿芙拉·贝恩的同名小说，小说讲述了一位高贵的非洲王子在英国殖民地苏里南被奴役的故事。尽管让-雅克·卢梭从未用过"高贵的野蛮人"这一说法，但由于他对自然和人类自然状态的描述能引起读者的共鸣，他还是与这个词结下了不解之缘。例如，《爱弥儿》第4卷用长篇论述了传统教育的不良影响；自传体《忏悔录》重申了人性本善。这是德赖登、萨瑟恩和卢梭对英国哲学家托马斯·霍布斯的《利维坦》作出的回应。霍布斯认为自然状态是一场"所有人对所有人的战争"，在这场战争中，人的生命是"孤独、贫穷、肮脏、野蛮和短暂的"。霍布斯的描述与早期西班牙殖民者对美洲原住民的描述形成了鲜明的对比：

> 土地属于所有人，就像太阳和水一样。我的和你的，一切罪恶的种子，对那些人来说并不存在……他们生活在黄金时代……在开放的花园中，没有法律和书籍，没有法官，他们追随善良的本性……所以与周围的环境和谐相处……（肯特·雷德福引用自16世纪的西班牙编年史家）

虽然"高贵的野蛮人"无疑是对前工业时代的浪漫化，也是对采猎者脱离现实的描述（没有罪恶和腐败），但有一点毋庸置疑：我们的祖先与自然和谐相处。我认为这是采猎者生活方式中对现代人健康最有价值的方面。

灵魂是否需要被拯救，留给伦理学家去讨论。我们的首要任务是挽救自己的健康，是时候成为"高贵的野蛮人"了。

光照与黑暗

生活是光明与阴影、平静与风暴的结合体，它们缺一不可。

——苏珊·克雷布斯

　　授时因子相关的章节一共有5章。授时因子是5种帮助我们维持健康的自然现象。你可能认为我很在意运动和饮食，毕竟我在健身行业工作了10年。这是事实，但我会平等地考虑每一种授时因子。可是，如果一定要选一个最重要的，我会选择光。

　　你接受的光照决定了身体的节律，而节律又决定了你的健康状况。光是我们和地球上其他物种共有的主开关。托尔金可能会说，这是一枚将所有人绑在一起的魔戒。如果我们违背日出日落的自然节律，健康就会受损，而这种损害是平衡生活方式的其他方面都不足以修复的。这句话反过来也是对的：如果我们尊重这些节律，那么无论其他方面如何，仍然可能保持健康。最起码，你需要从现在开始注意自己接受光照的情况。本章将解释原因和方法。

世界上最危险的职业

如今，世界上最危险的工作是什么？当我们考虑这个问题时，最容易想到的答案往往是士兵、警察或职业拳击手。由于工作性质，这些职业的受伤或死亡率无疑都高于平均水平。但它们是最危险的工作吗？

当考虑到全因、长期死亡率时（不仅仅考虑工作中的死亡风险），你很难找到比夜班工人更危险的工作。2015年发表在《美国预防医学杂志》上的一项研究表明，上夜班的人不仅平均寿命更短，而且死于心血管疾病和癌症的风险也更高。在这项研究中，一组国际研究人员对美国约7.5万名女性注册护士持续监测了22年。连续6年上夜班（平时工作外，每月至少3个夜班）的护士中，11%的人寿命缩短了。连续6～14年上夜班的护士死于心血管疾病的风险上升了19%，而15年或更长时间的则上升了23%。连续超过15年上夜班的护士死于肺癌的风险升高了25%。纵向研究表明，上夜班还会增加丛集性头痛、痴呆症、肥胖、代谢紊乱、胃肠疾病、肌肉骨骼疾病和生殖系统疾病的风险。在大多数国家，为了让员工接受可怕的夜班，雇主往往会付相当可观的加班费。

频繁变更时区的工作也存在相似的健康风险。对远程航线机组人员的研究发现，他们不仅更容易得慢性病，而且大脑功能受损的风险也更高。他们大脑的一些区域萎缩了，特别是与学习和记忆有关的部分，这表明适应不同时区引起的压力破坏了脑细胞。直接结果是短期记忆受损，比起背景、年龄相近，但不常跨时区旅行的人，这些机组人员更健忘。

也许你会想，这没什么大不了的，你在白天工作，也不需要经常坐远程航线。但恐怕你也无法幸免。除非在荒野中露营，否则你并不会按照日升日落来安排每天的生活。我敢打赌，从周一到周五你睡得都比正常时间晚，无视天黑，在室内使用人工照明，又依赖闹钟确保第二天能按时醒来，你实际上也是一名夜班工人。谁在乎呢，即使在工作日晚睡早起，也可以在周末补觉不是吗？你是在强迫身体适应周末和工作日的不同时间表，这跟跨时区相差无几——事实上，你每周都在经历"社会时差"。你可能不会像通宵工作的护士或跨时区的机组人员那样累，但千万不要自欺欺人地以为自己没有为忽视昼夜节律付出代价。

昼夜节律

尽管人们普遍认为，我们可以根据意愿调整生物钟，以适应熬夜以及时区或日常节奏的变化，但正如英国著名睡眠专家，牛津大学的罗素·福斯特教授所说："一系列不同研究得出的惊人结果是你并不能适应。"所有的器官都按照既定的遗传模式运行，以在特定的时间做特定的事。这种生理、心理和行为变化的自然周期被称为昼夜节律。我们可以用药物来对抗这种节律，但要承受药物的副作用。我们也可以强迫身体适应全新的节律，比如远程航线后适应时区变化，但这个过程缓慢又痛苦，给人带来巨大压力。

人体自然节律很难调整，因为它经过了数百万年的进化。人体每天要发挥大量功能，需要分泌各种激素刺激不同的反应，以进入不同的状态。由于许多功能不能同时运行，因此人类进化出了一个巧妙的解决方案：让这些功能按照24小时的周期依次运行。

视交叉上核是位于下丘脑的生物钟，根据日升日落决定各种人体功能运行的顺序和时间。视交叉上核是视神经和大脑之间的交叉点，因此可以利用光信息。

根据阳光来设定昼夜节律是进化的绝技。自从地球上最早的生命出现以来，阳光就是环境中最可靠的重复信号。地球上几乎所有生物的生存都依赖太阳能，生物还利用阳光设定生物钟。如果在一个黑暗的洞穴里住上几个星期——一些勇敢的科学家的确实验过——身体仍然能够创造日节律，但它不再符合地球自转的24小时。虽然身体可以利用其他信息来设定日节律，如食物、运动、温度和社交活动，但阳光是最优先、最有效的同步器。

为了理解阳光如何决定昼夜节律，先让我们来看看三个关键的因变量：体温、褪黑素和皮质醇。

一旦人体在早晨察觉到阳光，控制产热和散热的体温调节机制就会启动，体温升高，为运动做好准备。随着太阳持续上升，体温也持续升高，在下午晚些时候达到顶峰，然后又在傍晚随着太阳落山而下降。在体温达到顶峰时我们的心肺效率达到最高，肌肉力量也最强，这是一天中最适合运动的时候。晚

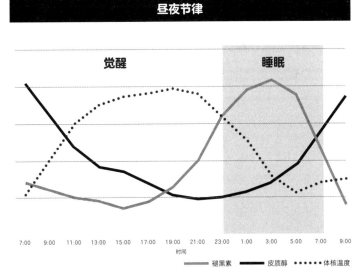

资料来源:https://hackyourgut.com/

上体温的下降会产生相反的效果，使人不愿运动——寒冷的肌肉不适合进行体育活动，但体温的下降有助于开始睡眠。

这种体温的周期经过数百万年的进化，以确保我们在最恰当的时机（当光线足以看清周围环境时）做好身体活动的准备。对美国1970—1994年25个赛季《周一晚橄榄球》比赛的分析证实，这种生理上的准备是由体温-昼夜节律周期机制决定的。当一支西海岸球队飞往东海岸参加《周一晚橄榄球》比赛时，在乘坐飞机后48小时内，西海岸球队击败东海岸球队的概率要高得多，尽管后者拥有主场优势。因为比赛在晚上9点开始，这个时候东海岸的队员肌肉正在冷却，生物钟告诉他们该准备睡觉了。然而，西海岸的队员仍然遵循原时区的生物钟，比赛时间相当于西海岸下午6点，他们在最佳竞技状态。

体温-昼夜节律周期对体能表现和健康都很重要，因此我们也该意识到用人造光破坏这个机制会产生不利影响。在20世纪80年代，哈佛大学的查尔斯·蔡斯勒记录了一些健康的志愿者在一天中不同时间的体温。正如预期的那样，体温的上升和下降与太阳起落一致。然后，查尔斯让志愿者在夜晚接触强光。第二天记录他们的体温时，他发现在午夜到凌晨2点之间暴露在强光下的志愿者，体温的昼夜节律完全混乱，就好像他们的身体失去了对时间的记忆一样。

人体褪黑素水平（睡眠激素）24小时的变化，也受视交叉上核的控制。当夜幕降临时，褪黑素会被松果体释放到血液中，发出睡眠的指令。在没有人造光的环境下，人会在日落后的几个小时内开始睡觉。一旦睡眠开始，褪黑素的水平会随着夜晚的过去和清晨的临近慢慢下降。当黎明时阳光照进大脑，视交叉上神经就会向松果体发送信号，彻底停止褪黑素的分泌。

褪黑素–昼夜节律周期机制对健康很关键。有百岁老人以终身维持有节律的褪黑素分泌而闻名。褪黑素作为一种抗感染激素益处颇多，包括提高生长激素水平、杀死肿瘤细胞、对抗感染等。

尽管褪黑素分泌的时间因人而异，但许多自称"夜猫子"的人实际上只是受到了过多的夜间人工照明。2013年，科罗拉多大学的肯·赖特进行了一项实验，他带一群自称"天生睡得晚"的人去野营。在出发前，赖特的团队监测了这群人的睡眠模式，并采集了唾液以确定他们一天中分泌褪黑素最多的时段。他们分泌的褪黑素确实直到晚上10点才增加，然后在午夜后达到顶峰。但在野营两天之后，褪黑素分泌增加的时间就提前到了晚上7点或8点，他们在10点都睡着了。事实上，这群人的昼夜节律完全正常——他们睡得晚的唯一原因是人工照明延缓了褪黑素的分泌。

皮质醇（应激激素）能作用于身体的几乎每个细胞，因此也是最强大的激素之一。健康的人，皮质醇水平在清晨达到顶峰以让人觉醒，在晚上则降低以促进睡眠。皮质醇对昼夜节律如此重要，影响着身体的众多组织和器官，还控制着心血管功能，因此皮质醇-昼夜节律机制的破坏会增加患病风险。

在错误的时间接受光照会导致皮质醇-昼夜节律机制的崩溃，进而损坏健康。每日光照时间的变化（例如在远程飞行后）、微弱的日间照明和持续的光照都会引起皮质醇增多症，进而导致死亡率和心血管疾病发病率升高。高水平皮质醇会破坏端粒，端粒是稳定染色体末端的"帽子"结构。端粒变短会导致细胞功能受损、DNA不稳定、寿命缩短。端粒缩短的免疫细胞无法有效对抗病毒感染。高水平皮质醇还会引起体重增加（身体对压力的反应是暴饮暴食），以及睡眠紊乱，因为血压和体温升高使人难以入睡。

睡好觉的重要性

光照亮了环境，如果说光是活动的触发器，那么黑暗就是睡眠的触发器。除了由日升日落决定的昼夜节律外，睡眠是人类与其他动物少有的共同点之一。地球上的动物在首次出现时就进化出了睡眠，而且此后的所有动物都保有这一习惯。这既非同寻常又发人深省。我们无法在睡眠中觅食、活动、繁殖或社交，甚至可能成为捕食者的猎物。但睡眠还是在进化中延续下来，这说明它必定具有某种巨大的优势。正如睡眠科学家艾伦·赫特夏芬所说："如果睡眠不是至关重要，那么这就是进化中最大的错误。"

事实证明，睡眠甚至比艾伦想的更重要。如今人们已经普遍认识到，睡眠的主要功能不止一种。身体的任何部位和功能，如免疫系统、记忆系统、心肺系统、生殖系统和肌肉骨骼系统等，都依赖睡眠，睡眠不足会对它们造成负面影响。

根据美国疾病控制与预防中心（CDC）的数据，18岁以上的成年人每晚需要7小时或更多的睡眠时间。CDC将睡眠不足定义为每24小时的睡眠时间少于7小时。关于这个建议有两点需要注意。首先，个体对睡眠的需求因人而异，由于遗传和生活方式的差异，有些人可能需要更多的睡眠才能保持健康，但每人每晚至少应睡够7小时。其次，睡眠时间和睡眠机会时间不同，除非你每晚都非常疲惫，倒头就睡，一直睡到第二天早上（这可能不是一个很好的迹象），否则你真正的睡眠时间和你设定的睡眠时间是不同的。

睡眠时间只是睡眠机会时间的一部分。除了需要时间入睡，大多数人会中途醒来喝水、上厕所，甚至因为做噩梦突然醒来，这意味着实际的睡眠时间更少。因此，如果真正的睡眠时间要达到7小时，每晚应该至少留出8小时的睡眠机会时间。如果睡醒以后不够清醒，你就可能需要更多的睡眠机会时间。

在2022年北京冬奥会上，谷爱凌赢得了两枚金牌和一枚银牌。她自豪地说："我的'秘密武器'是从小每天睡10小时。从8岁开始学自由式滑雪，14岁进入职业比赛，我是怎么做到的？是因为睡觉，真的是睡觉！睡觉会促进身体和大脑的发育，也是一个复习时间，我会复习一下当天学的所有东西，这样第二天早晨醒来我会做得更好！"

当我听到谷爱凌的这场采访时，我惊讶的不是她把成功归功于充足的睡眠——无数职业运动员和商业领袖说过类似的话——而是她把睡眠称为"秘密武器"，仿佛睡眠的好处不为人知。当谷爱凌说睡眠是她的"秘密武器"时，我想她不是要表达睡眠的好处不为人知，而是公众忽视了这个事实。

睡眠的价值遭到了贬低。如今我们把睡眠和懒惰挂钩，好像关心自己的健康代表着意志薄弱或不道德，而保持清醒和彻夜工作却被视为美德。如果有人在凌晨3点回复工作信息，或在午夜别人熟睡时去锻炼，反而会让我们很佩服。人们甚至炫耀他们睡得多么少，就像这是一件值得庆祝的事。多荒谬啊！根据理性判断，那些美化睡眠剥夺的人才是意志薄弱和不道德的。

睡眠剥夺有诸多伤害，让我们从有史以来记录最完整的睡眠剥夺实验夏令时讲起。每年，当时钟拨快时，生活在北半球的10亿多人每晚被迫减少一小时的睡眠时间。夏令时的惯例是在每年春天把时钟往前拨一小时，从而"获得"一小时的夜晚光线。这种转变似乎无害，但在进入夏令时后的首个周一，美国的医院报告的心脏病发作就诊人数增加了24%。这是巧合吗？我想未必。当秋天时钟被重新拨回，每个人都能多睡一小时以后，心脏病发作就诊人数下降了21%。受睡眠影响的不仅仅是心脏健康。少睡一小时会引发很多致命事件：更多人出车祸、中风、自杀、工伤。即便如此，我们还在继续称赞减少睡眠时间的人！

更糟糕的是，如果少睡一小时的影响如此之大，那长期睡眠剥夺就更可怕了。这里不列举睡眠剥夺的所有负面影响，而是集中于肥胖、智力受损、虚弱和抑郁的问题。

肥胖

人们通常认为，醒着的时间越长，消耗的能量就越多，因此越容易减重，但事实恰恰相反——睡眠减少是导致肥胖的主要原因之一。睡眠减少和高糖饮食导致肥胖的原理相同，它们都会引起激素失衡。高糖饮食引起身体产生过量的胰岛素，促进脂肪的储存。睡眠减少则影响饥饿激素（瘦素和胃促生长素）的分泌。

瘦素可以发出饱信号，胃促生长素会刺激食欲，睡眠减少会降低前者的浓度，提高后者的浓度。当睡眠时间受到干扰时，我们的身体会采取典型的"战斗或逃跑"反应：身体认为只有紧急情况才会导致睡眠减少，所以开始储存能量。芝加哥大学的医学教授伊芙·范考特在一项重大研究中证明，只要在床上睡足8.5小时，即使有无限的食物供应，被试者也不会暴饮暴食。相比之下，如果只睡4.5小时，被试者平均每天会多摄入300千卡能量，相当于每年增重4~6公斤。

睡眠科学家马修·沃克进行的后续研究显示，人在睡眠不足时想吃的食物类型偏向于速食碳水化合物，正是导致体重增加的食物类型。他比较了睡眠充足者和睡眠剥夺者的大脑活动模式，发现："前额叶皮质是与理性决策和控制行为有关的区域，睡眠不足抑制了该区域的活动。"睡眠剥夺会让人偏好过度饮食，尤其是过度食用含糖食物，它是肥胖的最终诱因。

智力受损

"男人睡6小时，女人睡7小时，傻子睡8小时。"据说这是拿破仑对睡眠的看法，如果这是真事，那么他三点都错了。只有傻瓜才睡6小时，因为大量证据表明，健康人至少需要睡7小时才能达到最佳状态。

睡觉时的大脑并没有停止活动。从外表上看可能不易察觉，但大脑内部发生的活动与醒着时一样多。事实上，睡眠时大脑学习和创造性思维的能力是最强的。

你是否有这样的经历，原先复杂的问题，在睡了一觉后变得不那么难了？这种现象并不稀奇，你能在不同文化和语言中找到类似"睡一觉再说"的建议。在一夜好眠后，答案涌入脑中，就好像有一群聪明的天使在睡觉时偷偷帮你——在某种程度上，确实如此。

睡眠剥夺对智力的损害是毁灭性的，因为它剥夺了做梦时才发生的创造性思维过程。睡眠科学家根据眼睛的活动将睡眠分为两种：非快速眼动（NREM）睡眠和快速眼动（REM）睡眠。我们整晚的每个睡眠周期都在这两种睡眠之间来回切换，每个周期持续约90分钟，两种睡眠的时长不同。夜晚开始时是以深度NREM睡眠为主。在这期间，大脑会整理白天接收到的信息，进行删除或存储。大量的"常规"信息被删除，而重要的信息则被转移到长期记忆中。在记忆被分类之后，大脑才会转换到REM睡眠来进行创造性思维。在这一阶段，负责理性决策的前额叶皮质处于关闭状态，以便大脑自由地"做梦"，探索清醒时从未出现的可能性。如果把每晚的睡眠时间从8小时减到6小时，就像拿破仑鼓励的和成百上千万人做的那样，我们将失去几乎所有解决问题和具有创造性的睡眠阶段。

虚弱

"死后我自会长眠"是许多人年轻时的座右铭，传奇摇滚歌手乔恩·邦·乔维创作了以之为名的歌曲。但在某种程度上，这不是战斗号令，而是一个不幸成为现实的预言——人睡得越少，死亡确实会来得越早。事实上，睡眠科学家威廉·德门特甚至认为睡眠是"寿命的最佳预测因素，比吸烟、运动或高血压更重要"。

你有没有留意过，在患流感等常见病时，你睡了多久？那是身体在弥补平时被剥夺的睡眠。睡眠对于抗体的产生至关重要，抗体由免疫系统产生，是抵御感染的重要防线。睡眠减少是导致感染的常见原因。缺乏睡眠会导致接种流感疫苗后反应

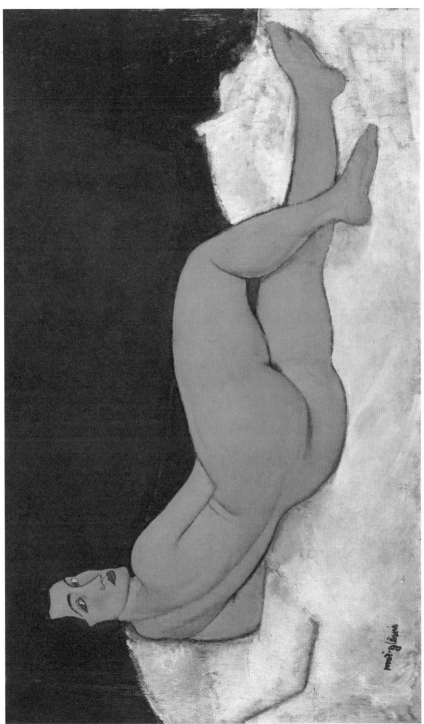

图 01 《斜躺的裸女》

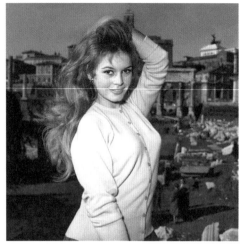

图02　碧姬·芭铎

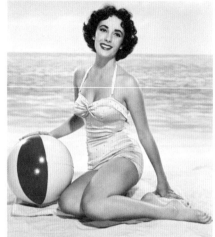

图03　伊丽莎白·泰勒

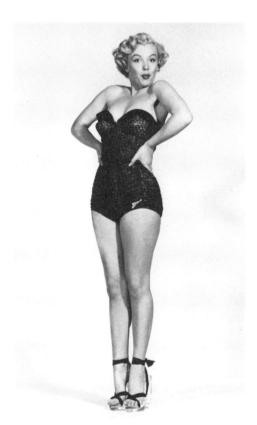

图04　玛丽莲·梦露

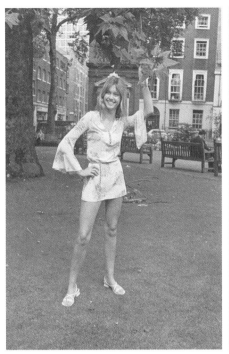

图05 奥莉维亚·纽顿-约翰

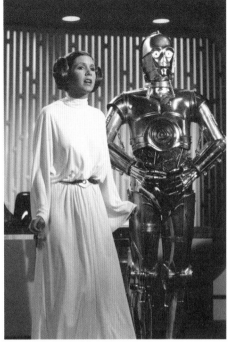

图06 卡丽·费雪

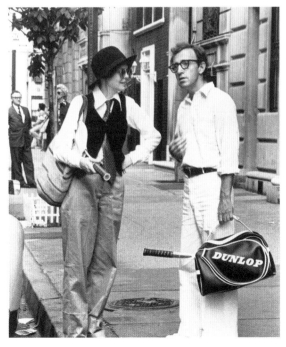

图07 黛安·基顿与伍迪·艾伦

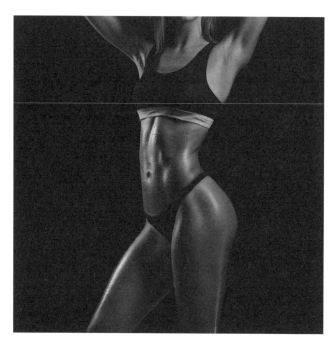

图08　体脂率约12%的女性

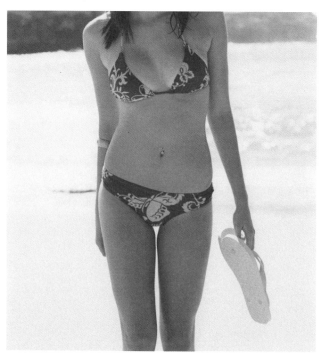

图09　体脂率约25%的女性

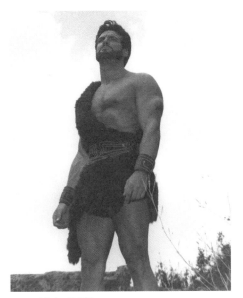

图10 史蒂夫·里夫斯

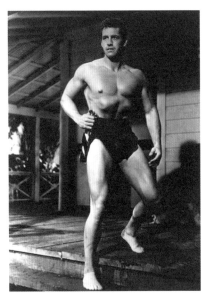

图11 戈登·斯科特

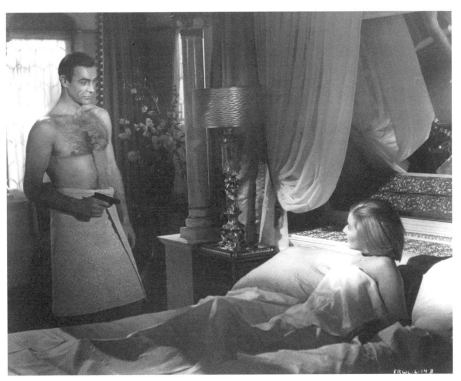

图12 肖恩·康纳利

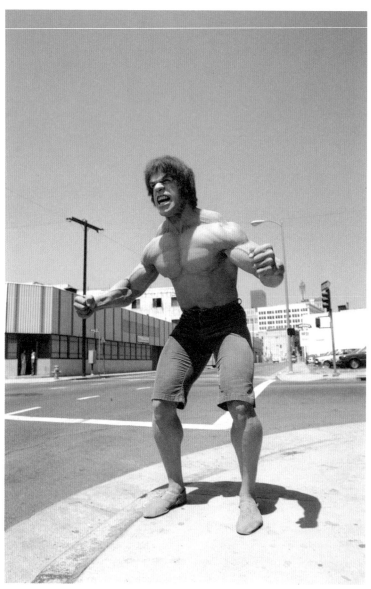

图13 卢·费里尼奥

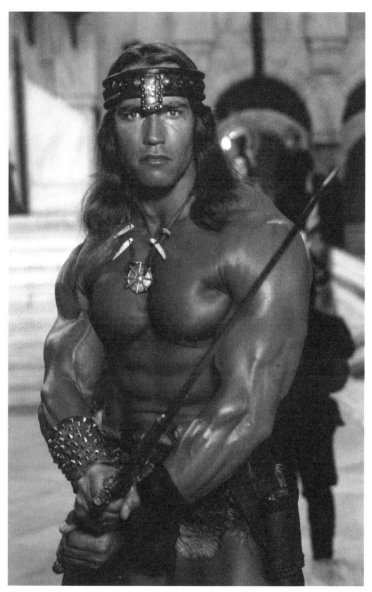

图14　阿诺德·施瓦辛格

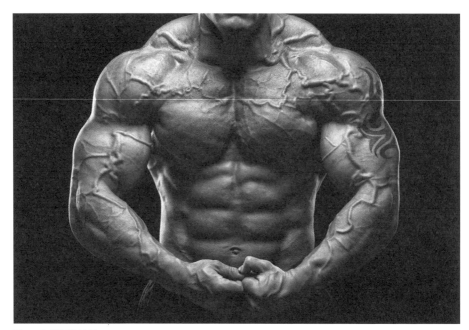

图15 专业健美运动员

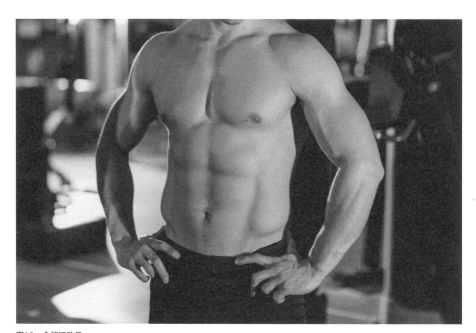

图16 全能运动员

不佳。2002年的一项研究显示，在接种流感疫苗后，连续6个晚上睡少于4小时的被试者产生的抗体不到睡7～9小时的被试者的一半。如果你在近期有接种流感疫苗或其他任何疫苗的打算，这值得参考。

睡眠对维持体内自然杀伤细胞（一种抗肿瘤的免疫细胞）的储备也起着至关重要的作用。自然杀伤细胞在体内循环，寻找并杀伤被感染和癌变的细胞。它们在遇到异常细胞时会分泌细胞毒性颗粒以破坏异常细胞。但就像抗体一样，身体需要睡眠来持续产生自然杀伤细胞。在1994年的一项研究中，仅一晚让被试者睡4小时，就让其自然杀伤细胞比睡足8小时时减少了70%。

抑郁

人们说时间能治愈一切创伤。但更准确的说法是，花时间睡觉能治愈一切创伤。人人都会经历情绪不安的时期，我们是陷入抑郁的漩涡还是恢复取决于很多因素，包括睡眠质量。睡眠，尤其是夜深时的深度REM睡眠，对从记忆中消除不良情绪非常重要——让我们在记住事实的同时克服生活中的痛苦。我们睡得越少，身体恢复所需的时间就越长，消极经历转变为心理问题的风险也就越大。

传统上认为睡眠障碍是抑郁的症状，但两者的关系反过来也说得通。几项纵向研究表明，慢性失眠会增加抑郁的风险。

双相睡眠与单相睡眠

目前为止，我希望你理解了为什么每晚至少要保证8小时的睡眠机会时间。但是睡眠可以分段吗？有些地方自古就有午睡的习惯，这不是和天黑时睡觉的建议相矛盾吗？

人类究竟是双相睡眠者（有两个睡眠阶段），还是单相睡眠者（只有晚上一个睡眠阶段），睡眠科学家对此仍有争议。答案可能取决于你所在地区的日出日落模式，以及当地的风俗习惯，但这与之前的建议并不矛盾，大部分的睡眠应该在晚上天黑的时候进行。

要解释为什么下午有时会犯困，以及为什么世界上某些地方存在午睡的习惯，就不得不提到身体中另一种重要的化合物——腺苷，它的分泌遵循周期模式，并影响睡眠。腺苷由腺嘌呤（一种含氮物质）和核糖（一种糖）在体内自然生成。它在许多生物化学过程中起着重要的作用，是影响睡眠的众多神经递质之一，特别是在睡眠的开始阶段。在大脑中，腺苷抑制许多与觉醒有关的过程。与直接由视交叉上核控制的体温、褪黑素和皮质醇不同，无论光线如何，人醒着的时候，腺苷都会在大脑中持续积累。腺苷浓度越高，人就越困。

西班牙南部是午睡（siesta，源自拉丁语 hora sexta，意为第6个小时）一词的起源地。那里夏季白天可能长达15个小时，晚上10点左右才会天黑，当地的习俗是天黑后吃晚饭，这意味着人们要到凌晨一两点才能入睡，却仍要在早上7点左右太阳升起时起床。前一天在大脑中积累的腺苷无法在5~6小时的睡眠中完全清除——就像睡觉时的其他生理过程一样，清除腺苷也至少需要7小时。这意味着每天早上醒来，身体仍要承受前一天的部分睡眠负担。到下午1点，大脑中的腺苷又经历了6小时的累积。吃过午饭，血液聚集到胃肠道以促进消化，从而进一步增加困意。室外温度也飙升到30摄氏度以上，热得令人无法忍受，更不用说在烈日下继续工作的潜在危险了。这时候你想要午睡，有什么奇怪的吗？在醒来后6小时左右小睡一下是完全正常的，可以通过腺苷的循环周期和所在地区的日出日落模式来解释。事实上，在世界上许多温暖的地区，包括地中海、中东、印度和中国部分地区，都形成了午后小睡的习惯。

因此，双相睡眠和单相睡眠都是自然和健康的，哪种更合适可能取决于当地的气候条件。然而，就像睡眠被贬低一样，不知何故午睡也成为懒惰的标志，并在许多文化中被逐渐淘汰，这往往会给健康带来可怕的后果。21世纪初，哈佛大学的一组研究人员对超过23 000名的希腊成年人进行了为期6年的午睡跟踪研究。在这6年里，那些放弃午睡习惯的人死于心脏病的风险比那些保持午睡习惯的人高37%。这种影响在男性上班族中尤为突出，放弃午睡导致他们的死亡风险增加了60%以上。

咖啡因、酒精和安眠药

在认识了影响昼夜节律和睡眠模式的所有主要因素后，让我们将目光转向一些常见药物，它们被用来帮人保持清醒或入睡。首先是咖啡因。

咖啡因是腺苷的拮抗剂，这种天然的兴奋剂存在于咖啡豆等30多种不同的植物中。咖啡因主要通过与大脑中的腺苷受体结合起作用。因此，它不会直接刺激神经系统，而是阻止腺苷让人产生困意。茶或咖啡通过这种方式驱走睡意，带来宜人的清醒，但并不长久——咖啡因最终会被细胞色素等肝脏中的酶分解。当咖啡因失效时，我们可能会经历所谓的"咖啡因崩溃"：被阻断的腺苷在体内持续积累，此时集体涌向大脑中的受体，产生强烈的入睡冲动。

人们普遍认为摄入适量的咖啡因（尤其是在早上）是安全的，但我们仍然需要谨慎对待。咖啡因被证明可以减少反应时间，提高运动协调性、肌肉力量和爆发力，甚至可以预防帕金森病。然而，它也是一种轻度成瘾性药物，剂量过大时是危险甚至致命的，而且会干扰睡眠。成人的咖啡因半衰期因人而异，一般为5～7小时，因此最好在中午之前享受含咖啡因的饮料。根据欧洲食品安全局的建议，每天的咖啡因总摄入量应该限制在400毫克以内，相当于2～3杯咖啡，当然这也取决于咖啡豆的品种。

酒精是所有助眠剂中消费人群最大的，但人们对它了解甚少。许多人认为酒精能提升睡眠质量或缩短入睡时间，但事实上，这两种说法都是错的。

饮酒会从两个方面降低睡眠质量。首先，它会剥夺REM睡眠，使身体难以恢复——身体代谢酒精时产生的醛和酮会阻碍大脑进入REM睡眠。其次，饮酒会导致睡眠不连贯——酒精辅助的睡眠是支离破碎的，因此不像自然睡眠那样能恢复精力，虽然第二天我们可能忘记自己曾多次短暂地醒过。

与自然睡眠完全不同，酒精会使大脑失去意识。因为喝酒让人感到兴奋，所以人们常常忽视了它是一种镇静剂。出现这一悖论的原因在于，酒精首先关闭大脑的前额叶皮质，这里负责理性决策和控制行为。当大脑这个区域被麻痹时，人当然会变得更活跃，因为丧失了行为控制能力。随着持续摄入酒精，大脑的其他区域也会被关闭，直到人最终失去意识。请注意，这与健康人正常入睡的方式不同，喝酒后的脑波更接近于手术全身麻醉时的脑波。

鉴于酒精会降低睡眠质量，影响昼夜节律，最佳建议是滴酒不沾。但如果你非喝不可，那么最好把量控制在CDC的安全上限内："当喝酒时，男性每天不超过两杯，女性每天不超过一杯。"在晚餐时喝酒，留出充足的代谢时间，也有助于减轻酒精对睡眠的影响。

有两种主要类型的助眠剂：一种是安眠药，如唑吡坦、替马西泮和右佐匹克隆；另一种是褪黑素。

单从健康的角度来看，我们不应该使用任何安眠药。这些药物的作用原理都与酒精相似——使你失去知觉，而不是自然入睡。针对此类安眠药的长期影响，几项纵向研究得出的结论骇人听闻：更高的死亡、记忆丧失和感染风险。2012年发表的一项相关研究发现，即使在控制体重指数、训练史、吸烟和饮酒等变量的情况下，在两年半的时间内，服用安眠药的人的死亡率是普通人的4.6倍。研究人员注意到，服用安眠药的人的感染风险高于正常水平，这表明药物诱导的睡眠对免疫系统的益处比不上自然睡眠。此外，这类药物还有成瘾的风险。

褪黑素似乎更安全，但也只是在特定的情况下。如果你要坐远程航班跨越多个时区，担心倒不过来时差，那么服用褪黑素可能有效。它可以"欺骗"身体，让身体以为进入夜晚了。然而，长期服用褪黑素有抑制其自然分泌的风险。如果你需要依靠褪黑素才能入睡，那么你可能也需要改善生活方式中的其他因素，尤其是光照。

光与暗

光

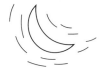

光照
每天至少保证1小时户外时间，进行适量的全身日晒

黑暗
日落后3小时内关灯；每晚至少8小时待在黑暗中

在过去的25年中，我们遭遇了昼夜节律紊乱和睡眠剥夺的严重问题，进而引起了几乎所有常见慢性病的增加。这种情况

一段真实对话的大致记录

 教练，我们今天能轻松点吗？我昨晚没睡好。

 嗯……这不正常。你昨天在户外待了多长时间？

 户外？你的意思是在太阳下吗？完全没有。

 你昨晚几点关灯睡觉的？

 我睡不着，开着灯玩手机、看电视。

 所以你其实在人造光下待了一天一夜。身体怎么知道什么时候该睡觉了？

 好吧，我明白你的意思了。我会做一些调整。

 请务必调整。否则这些训练会变得很糟糕。实际上，你的整个生活都会被毁掉。

只能通过正确地接受光照，并谨慎使用兴奋剂和镇静剂来补救。但解决方式可能不如你想象的那么直接。如果把问题归咎于"光照时间过长，待在黑暗里的时间不足"就过于简单了。大多数人白天待在自然光下的时间太短，晚上待在人造光下的时间又太长，以至于在清晨本该沐浴阳光的关键几小时内，仍处在黑暗中。这不仅是时间问题，也是光照的属性问题。

　　这里有4条具体的建议，我相信它们能帮助你恢复昼夜节律、改善睡眠质量，并让你每天都精力充沛、神清气爽。让我们以24小时为一个周期，从日落开始，看看这些建议如何发挥作用。

1. 日落后3小时内熄灯

　　这对确保夜间褪黑素的分泌至关重要。在人类历史上的大部分时间里，太阳落山意味着黑暗，松果体向大脑释放大量褪黑素，人开始进入睡眠。虽然避免所有人工照明不太现实，但我们有必要设定一个视交叉上核认为是白天的时间上限，并挑选天黑后灯光的类型。

　　大脑对蓝光最敏感，近年来我们接受的蓝光照射越来越多。可见光谱指人类视觉可以感受到的光谱，从波长较短的紫光和蓝光，到波长较长的黄光和红光。阳光包含各色的可见光。火的使用是日落后照明的第一次创新。有证据显示，在以色列的洞穴里，40 000～30 000年前的人已经习惯性地用火。然而，由于火的使用有诸多限制，加上火光大多是波长较长的黄光和红光，用火对睡眠的影响微乎其微。直到1879年爱迪生发明了白炽灯，睡眠的自然状态才被打破。电灯比煤气或柴火容易控制得多，而且也容易在家里安装。但即使是爱迪生的白炽灯也并非昼夜节律最大的改变者——白炽灯的大部分能量都是长波红外光，只有5%的能量转化成了可见光，而且基本是黄光和红光。真正的"突破"出现在1997年，中村修二、赤崎勇和天野浩发明了蓝色发光二极管（蓝色LED），他们也因此获得了诺贝尔物理学奖。虽然LED比老式的白炽灯节能得多，使用寿命也更长，但它们发出的正是视交叉上核最敏感的短波光。尽管我们不会在晚上盯着蓝色的LED灯，但许多人会盯着笔记本电脑、智能手机和电视的LED屏幕。

由于人体对蓝光的敏感，我们应该密切注意电子设备的夜间使用情况，尽量减少接受LED照明的时间。为方便起见，我建议将日落后所有人工照明的使用时长上限设为3小时，或通过其他更温和的方式放松下来，例如用红光或烛光照明，尽可能避免使用电子设备。

2. 每晚 8 小时彻底待在黑暗中

　　为了保证7小时的睡眠时间，你必须安排至少8小时的睡眠机会时间。让这8小时在完全黑暗的环境中度过非常重要。在必要时用厚厚的遮光帘挡住窗户，关掉卧室所有的灯，无论灯光有多微弱。尽管视交叉上核是最重要的昼夜节律调节器，但所有身体细胞都能感受到光线。即使光只照在腿上，也会扰乱褪黑素分泌，影响昼夜节律。

3. 每天至少 1 小时的户外时间

　　天亮时尽早接触自然光非常重要，自然光可以触发内源性产热和皮质醇的分泌，从而唤醒身体。早上一起床就拉开窗帘，出门走走更好。蓝光在晚上可能是我们最大的敌人，但在日出时就成了我们最好的朋友。我们需要足够的光照，让身体感受到白天的到来。紫外线也有助于设定昼夜节律，因此不要过度使用防紫外线眼镜。

　　早晨是晒太阳的理想时间。对于那些很难入睡的人来说，晨间运动和接触明亮的光线会对恢复昼夜节律产生神奇的效果，进而有助于晚上入睡。此外，DNA修复机制也遵循昼夜节律，它在早晨功能最好，因此早晨晒太阳最安全。

4."适量"阳光照射全身

与前3个建议不同的是，我的最后一个建议与昼夜节律无关，但与维生素D的产生有关。

将全身暴露在太阳下是有争议的，因为阳光可能损害皮肤并导致皮肤癌，但阳光作为几种"压力源"之一（下文将讲述），我们对它有双相剂量反应——在受到一定的阳光"压力"后，身体的状态会变得更好，同时阳光对人体的影响有剂量依赖性。帕拉塞尔苏斯曾说："剂量决定毒性。"过度日晒无疑会增加皮肤癌的风险，但完全避免日晒很容易引起另一种健康风险：维生素D缺乏症。

维生素D缺乏症是一种被忽视的严重健康问题。它不仅会导致儿童佝偻病和成人骨质疏松症，长期缺乏维生素D还会增加高血压、多发性硬化、1型糖尿病，以及结肠癌、前列腺癌、乳腺癌和卵巢癌的风险。

我们对皮肤癌的了解有限，很难确定晒多久太阳是安全的，但大量证据表明，我们在过度防晒。"日晒不足导致的癌症（患者数量）是过度日晒引起的皮肤癌（患者数量）的55倍。"《原始蓝图》的作者马克·西森写道。

首先，维生素D完全不同于其他维生素，甚至称其为维生素也不准确，因为维生素D在体内会转化为一种激素。维生素D是地球上已知最早的激素，甚至可以追溯到7.5亿年前。为什么维生素D出现得如此之早，为什么它存在于此后诞生的几乎所有生物体内？因为它解决了生物从富含钙的海洋向陆地迁移时所面临的一个重大进化问题。维生素D让生物能从饮食中吸收钙，形成强壮的骨组织，这就是为什么维生素D在今天仍如此重要。

其次，获取维生素D的最佳方式不是饮食，而是晒太阳。我们理所当然地把光合作用和植物联系在一起——它是植物产生能量的唯一方式。但你知道人类也会进行"光合作用"吗？当受到阳光照射时，人体（以及两栖动物、爬行动物、鸟类和大多数哺乳动物）会"光合"生成维生素D。这与植物利用阳光产生能量的过程不同，但也是光合作用的一种形式：利用光合成一种化学物质。

利用阳光合成维生素D的过程如此重要，以至于一些科学家认为这与恐龙灭绝有关。恐龙灭绝的故事里通常会有一颗巨大的小行星与地球相撞，引起大火、气温变化和大气中厚厚的尘埃，但杀死它们的具体是什么呢？它们可能是因为气温下降而冻死的，但也可能死于维生素D缺乏症。恐龙像人类一样利用阳光合成维生素D，因此尘埃阻挡阳光造成的最大问题是无法合成维生素D，进而无法吸收钙。

当然，可以从食物中获取维生素D，但这不是最佳选择。当第一批采猎者从赤道迁徙到更寒冷的北方时，他们的皮肤颜色会变浅，以便更容易合成维生素D。在靠近北极的地区，人全天用皮毛覆盖自己，才需要通过饮食弥补维生素D的不足。虽然吃多脂鱼、蛋类或维生素D补充剂也可以获得充足的维生素D，但晒太阳更简单、更自然，人类已经使用了200万年。

那么晒多久才合适呢？这取决于多种因素，包括时间、季节、地理位置和海拔高度（紫外线越强，产生的维生素D越多），以及皮肤色素（皮肤越黑，受到的"保护"就越多，也就越难产生维生素D）。因此，《维生素D解决方案》的作者、世界维生素D健康的权威之一迈克尔·霍利克根据经验建议，日晒的最长安全时间是日晒的24小时后皮肤呈轻微晒伤所需时间的一半。这个被迈克尔称为最小红斑剂量的标准考虑了上述所有因素。

为了发挥日晒的最佳效果，我们应该全身日晒。你可以用防晒霜来避免手部和面部产生皱纹，这些是在日常户外活动中晒得最多的部位，但只占整个皮肤总面积很小一部分。除了以上预防措施以外，当你需要补充维生素D时，最好的办法就是全身日晒：尽量脱掉衣服，让更多的皮肤晒到太阳。

现在我们拥有了上帝般的能力，能够控制每一天的开始和结束，用兴奋剂刺激自己保持清醒，用镇静剂让自己失去意识，甚至决定明天在哪里醒来。问题是，这样下去身体会吃不消的。我们的身体仍然在期待着日出而作，日落而息。

　　20世纪80年代，艾伦·赫特夏芬对大鼠进行了一系列引起争议的睡眠剥夺实验。实验结果表明，对大鼠长时间的睡眠剥夺会造成"流出淋巴液的皮肤伤口、让脚溃烂的疮、加速的衰老，以及内脏器官和免疫系统的彻底崩溃"。甚至连研究人员自己都反感。"在心理上，让动物经历这些实验非常非常艰难。"保罗·肖说，他当时是艾伦的研究生，现在是圣路易斯华盛顿大学的神经科学教授。"在实验的最后7天里，你的头顶一直笼罩着乌云。"当大鼠奄奄一息时，他按实验流程让它们睡觉，并观察其脑电图。肖回忆说，当监视器上显示出生命信号，动物们开始久违的睡眠时，他如释重负。"直到今天仍历历在目"，在谈到脑电图的图像时他说道，"我得把它装进画框里挂在墙上，每次看到它都让我开心。"

　　这个实验给我们一个启示。那些死于加速衰老、器官和免疫系统崩溃的大鼠，就是今天的我们。但没人强迫我们这样做。

人类的睡眠剥夺是一个不受监测的公共卫生实验，而我们自愿加入其中。

要成为高贵的野蛮人，第一步是每天尊重光明与黑暗的自然秩序。通过调整接受光照的时间来修复昼夜节律和睡眠模式，只有这样，你的生命才会绽放。你可以把自己的照片装进画框挂在墙上，每次看到它你都会开心。

常见问题解答

1. 我在日落后的 3 小时内就把灯关了，但早上起来还是不够精神。我做错了什么吗？

如果醒来时没有精神，你需要在晚上更早准备入睡。日落后 3 小时内熄灯只是一个根据经验得出的上限，可以根据个人情况调整。例如，如果你每天早上 6 点起床，晚上 7 点半开始日落，为了确保 8 小时的睡眠机会时间，晚上 10 点就需要睡觉。但你得在晚上 9 点半或更早的时间熄灯，具体取决于你入睡的速度。

2. 我有社交活动，有时很晚还出门。怎样才能不打乱我的昼夜节律？

没有办法不打乱。这是所有人都要面临的权衡，你只能有选择性地参加社交活动，并尽量减少每年熬夜的次数。制定准则的目的不是剥夺生活中的乐趣。我们将在"群体与独处"讨论社交对健康的重要性。从某种程度上说，偶尔深夜外出能让你与朋友和爱人的关系更亲密，即便破坏了昼夜节律，也可能是值得的，这由你决定。

3. 我不想要深色皮肤，真的需要晒全身吗？

我知道这对一些人来说很难接受，但每天全身日晒真的是补充维生素D最好的方法了。如果你坚持不晒太阳，那最好也不要吃补充剂，选择维生素D的天然来源，如三文鱼、鲭鱼和蛋类。但即使你可以完全吸收食物中的维生素D，要确保不缺乏它也并不容易，你得每天吃约12个鸡蛋，才能与全身日晒的效果持平，这就是为什么后者仍然是目前的最佳选择。

4. 如何适应恶劣的天气，如下雨、下雪等？我总不能大冬天不穿衣服吧？

寒冷本身就是另一个压力源，它会带来巨大的健康收益（见"冷与热"），所以我全年都让全身的皮肤露在外面。在北京的隆冬，气温低于零下10摄氏度，我在户外训练时仍然不穿衣服和鞋。我相信这有利于健康，只要你小心地培养自己的耐寒能力。

饥饿与饱足

吃真食物。以植物为主。不要太多。

——迈克尔·波伦

这可能是世界上最著名的美食作家给出的最著名的饮食指南。在理想的状态下，这就是你需要的所有建议。

可惜我们没活在理想世界里。如果你觉得这几句话说服力不够或讲得不太充分，那是因为你已经收到了太多的建议。有些是完全错误的，有些是正确但毫无必要的，但几乎所有的建议都是商业驱动的，这很具有讽刺意味。

饮食大争论的核心是世界上主要的食品公司都面临的重大利益冲突（对你健康有益的东西与对它们的股价有益的东西之间的），这个问题我们在第一部分讨论过。公司需要在合法条件下追求最大利润，它们唯一的选择就是控制有关食物的话语：掩盖有效信息，而用大量商业驱动的信息取而代之。这些商业驱动的信息，让你过度担忧、过度测量、过度消费，食品公司的利润每年都在增长，而你的健康状况每年都在恶化。

　　就像看世界上最伟大魔术师的演出一样，观众都相信硬币被换了手，但事实上并没有，他们只是被最基本的误导伎俩骗了。观众都知道自己被愚弄了，可还是会在节目结束时大声鼓掌，也愿意花更多钱来看明年的节目，再被愚弄一次——人们对此永不餍足。你当然听过要注意能量摄入，这是初学者的虚张声势，让你关注能量值而忽视食物的营养成分。现在出现了"零卡"食品，它们会杀死你，但你已经不再吃任何高能量食物，即便其中有些是世界上最营养、最健康的食物。你听过要注意"宏量营养素"（蛋白质、碳水化合物和脂肪）的比例，这是使用行话冒充专业建议的经典伎俩。一份麦当劳快餐或必胜客比萨中宏量营养素的比例几乎完全符合官方饮食指南推荐的量。但这并不代表它们有多健康，而是反映了食品公司知道如何以特定的比例组合不健康的食材，使最终产品看起来不算糟糕。同时，"专业"建议会让你担心鸡蛋和牛肉等天然食物，因为单独计算时，它们的宏量营养素比例并不均衡。你听过要注意红肉、胆固醇、饱和脂肪酸、盐和海鲜的摄入量，因为一些食品业资助的科学家想方设法将这些食物与各种慢性病联系起来。你凭直觉认为这是假的，因为这些食物已经在人类饮食中存在了200万年，之前从来没有引起过慢性病，但是各类"专业"信息仍足以让你紧张。此外，你对喝果汁和运动饮料，吃蛋白棒和早餐麦片不以为意，因为你听说它们是"健康的"，即使这些都属于加工程度最高、升糖指数最高、最不健康的食品。

到此为止吧。长期以来，我们一直被食品公司牵着鼻子走，除了它们自己，没有人从中受益。我们不必为了弄清晚餐吃什么而去拿一个营养学学位。数百万年来，饮食从未变得如此复杂——我们的祖先甚至不知道什么是能量或宏量营养素，但他们的饮食比我们的健康得多。是时候重新评价关于饮食的一切了，让我们从一个基本的问题开始：什么是食物？

"吃真食物"

确保饮食能促进健康的第一步，也是最重要的一步，是坚持吃真食物。忘记能量，忘记宏量营养素，忘记别人告诉你的健康标准，只问一个简单的问题："这属于自然的人类饮食吗？"那么如何定义自然的人类饮食？

洛伦·科丹、马克·西森和罗伯·沃尔夫等著名美食作家认为，自然的饮食包含人类旧石器时代的食物，这应该成为今天饮食的参考依据。在人类最初的200万年里，没有任何饮食规则，唯一的选择是吃自己周围生长的东西，就像其他动物一样吃任何能捕捉和采集到的东西。这一限制意味着，最早的人类饮食包括肉类、植物、坚果、种子、蛋类、水果、昆虫和蜂蜜。这就是人类在进化中适应的饮食，偏离这种饮食模式会有风险。

这些作家值得称赞，他们让人们意识到采猎者的饮食模式与现代的饮食模式之间的不匹配，但他们可能也在不经意间创造了"旧石器饮食"的神话，这是我们应该警惕的。

首先，这种饮食没有谷物。旧石器饮食的理论家指出，大约10 000年前的农业革命是人类饮食的分水岭，因为人类从此开始收获谷物。这就是旧石器饮食的实践者通常将谷物排除在外的原因。但事实上，在气候较温暖的地区，旧石器时代采猎者或多或少都会食用野生谷物。农业革命可能增加了谷物的摄入量，但谷物本就是人类饮食的一部分。

其次，旧石器时代并不缺少食物加工。旧石器饮食的理论家普遍认为食物加工是一种反人类的罪行。我们高度神化了自己的穴居人祖先，以至于可以毫不费力地想象他们吃生肉的样子，就像探索频道里的野生动物一样。但旧石器时代采猎者也会清洗、捣碎、研磨、烹饪、晒干和浸泡食物，以减少毒素、提取更多营养、改善口感。无论我们幻想中的他们多么"野性"，食物加工的历史仍和人类一样古老。

再次，旧石器时代世界各地的饮食并非一致。"旧石器饮食"听起来似乎与希腊饮食或日本饮食类似，让人轻易忘记了旧石器时代持续了大约200万年，包括生活在那段时期世界各地的所有人类。我们对农业革命前饮食的了解是基于现代采猎者的民族志数据，因此相当不精确，但它能够反映人类的饮食随地理位置变化。尤其，随着与赤道距离的变化，动物性食物与植物性食物的比例也会显著变化。因此，把旧石器时代的饮食描述为以脂肪为主的动物性饮食或生酮饮食，就类似于把公元2000年的世界人口描述为贫穷、没文化的农村人口，忽略了数以亿计的例外情况。

最后，旧石器饮食并不完美——即使完美真的存在。旧石器饮食理论家倾向于夸大农业革命前全球人口的健康状况，例如，布丽奇特·M. 霍尔特在《冰河时代猎人》中写道："旧石器时代的人类又高又瘦；蛀牙、营养不良或应力性骨折等病症很少见。"但这种笼统的概括可能过于乐观，而非对人类祖先健康状况的实际评估。对现代采猎者口腔健康状况的详细研究不多，但已有的每一项研究都显示牙齿脱落、龋齿、牙周病和严重磨损的证据。这些结果都支持一个观点："与农民相比，采猎者的口腔健康并不一定更好，新石器革命后人类口腔健康状况下降的假说可能并不像之前认为的那样正确。"

因此，认为人类在整个旧石器时代食用不含谷物、未经加

工的动物性食物来保持健康，是不准确的，这种想法充其量是
离真相不太远。

　　旧石器时代采猎者没有今天的失配性疾病，但农业革命后，
世界各地的大部分人也是如此。种植谷物无疑对饮食模式产生了
重大影响，但人类也发展出了健康而巧妙的方法将谷物融入饮
食。人类文明的诞生——在农业革命的推动下——也催生了传统
烹饪。约旦的国菜奶酪羊肉饭（mansaf）是在一层薄面饼上面
铺一层米饭、羊肉和一种发酵干酸奶酱Jameed，再放上坚果和
其他配菜。希腊的木莎卡（moussaka）有3层，最下面是茄子和
土豆，中间一层是碎羊肉或牛肉和切碎的洋葱、番茄，最上面是
白汁（贝夏媚酱），用肉豆蔻调味。西班牙海鲜饭（paella）是
一种以米饭为基底的食物，但在传统的版本中，里面经常有兔子
肉、鸡肉、香肠，有时甚至还有蜗牛。世界各地的传统烹饪都实
现了巧妙的平衡，这些美味包含了当地生产的各种食材。

　　就人类健康而言，真正改变结果的——使慢性病危机诞
生——不是农业革命，而是工业革命。工业革命不仅让大量的糖
和工业种子油进入饮食，还产生了用于制造过度加工食品的技术。

　　毫不夸张地说，糖不仅彻底改变了人类的饮食，而且创造
了现代食品业。因为只有在开发出精炼技术，糖可以大规模生
产之后，才有了一系列的食品——软饮、果汁饮料、调味酸奶、

膨氏麦片、糖果、饼干、薯片、调味酱，它们都离不开糖。糖不仅让食物变得美味，还让食物增加了体积、延长了保质期、改善了质地。在工业革命后，糖变便宜了。

但它唯一没法提供的，是营养。糖能提供所有的能量，却不能提供人生存所需的任何必需脂肪酸、氨基酸、维生素和矿物质。它创造了"垃圾食品"。

当然，水果中含有的少量糖分一直是人类饮食的一部分，但在得出糖很天然的结论之前，我们必须考虑几件事。首先，原始采猎者食用的野果远没有今天的超加工食品那么甜，据估计，野果的甜度大约和现在的胡萝卜差不多，很难与糖果相比。其次，在整个旧石器时代，水果是季节性的食物，而不是全年都能吃上的主要食物。最后，野果中的糖与大量的微量营养素、水和纤维结合在一起。尤其纤维有助于减缓糖进入血液，不像今天吃含糖零食时胰岛素会迅速飙升。

当我们用种子榨油时，一个更细微但同样重要的问题出现了。用于烹饪和调味的油脂可以追溯到数千年前，但是种类和质量都与今天大不相同。从水果中榨油很简单——挤压它们，把油沥干——你可以在厨房里自制橄榄油。从大豆、玉米、油菜籽、棉籽和葵花籽中提取的工业种子油则需要用到高温和溶剂。

　　与吸引味蕾的糖不同，工业种子油的开发完全是为了节约成本。它的起源可以追溯到19世纪，当时棉纺织业的发展产生大量的棉籽，棉籽被视为有毒废物。化学家们开始研究如何利用这些种子。19世纪70年代，它们被用作肥料，19世纪80年代则被用作牛饲料。到了1899年，南方石油公司的戴维·韦森发明了一种去除棉籽油中毒素和难闻气味的方法，废弃的棉籽开始被用来制造食用油。大豆油、菜籽油、玉米油和葵花籽油紧随其后。这些油低成本的特性，辅以制造商的营销策略，使它们大受欢迎，尽管它们在人类历史上是前所未有的。

　　工业种子油富含ω-6多不饱和脂肪酸，如今被认为是食物中最有害的物质之一。多不饱和脂肪酸的问题是它们的碳碳双键很容易与氧发生反应。过氧化的多不饱和脂肪酸会产生剧毒化合物，比如醛，它能使DNA突变，氧化低密度脂蛋白，并将蛋白质转化为晚期脂质过氧化终产物（ALEs）。过多摄入多不饱和脂肪酸还与肝病、心脏病、癌症、精神疾病和肥胖有关，不用说导致更高的死亡率了。

　　由于ω-3脂肪酸能保护身体不受ω-6脂肪酸的损害，当ω-3脂肪酸相对ω-6脂肪酸的比例偏低时，问题就更加严重了。对不同人群的研究表明，当摄入的ω-3和ω-6脂肪酸比例约为3∶1时，冠状动脉疾病的风险最小，总死亡率也最低，但如今大多数国家的实际情况与之相反。换句话说，加入饮食中的工业种子油使我们的ω-6脂肪酸摄入量几乎达到健康最佳值的10倍。

如何定义自然的人类饮食？饮食的分界线不在农业的诞生，而在传统食物和工业化食品之间，最好的划分方法是使用联合国粮农组织公布的NOVA分类系统。这个系统根据食品加工过程的性质、程度和目的对所有食品进行分类：第一类"未加工或微加工的食品"，即直接取自自然或经过最少改变的动植物可食用部分；第二类"烹饪原料"，如盐、油和淀粉，用第一类食品制成；第三类"加工食品"，如新鲜烘焙的面包、蔬菜罐头和腌肉，由第一类和第二类食品组合制成；第四类"超加工食品"，即工业化生产的即食食品，"主要或完全由食品分离物和添加剂制成，几乎不包含完整的第一类食品"。

前三类食品涵盖了传统烹饪中使用的所有食物，当然也包括采猎者饮食中的所有食物。对第四类食品，我们该像躲瘟神一样避开它。超加工食品对健康有害无益。

超加工食品与真食物不仅成分不同，用途也不一样。它们可以即食，有很长的保质期，还被积极推销，因此比其他类别的食品有更大的市场优势。巴西营养学家蒙泰罗和他的同事从世界各地的证据中发现，第四类食品导致消费者"随时随地用零食取代常规的、新鲜的餐食和菜肴"。

　　最近发表在《细胞·代谢》上的一项研究揭示了超加工食品对能量摄入和体重增加的影响。该研究的对象是某家医疗机构中20名健康但超重的成年人。每名被试者分别食用超加工食品和微加工食品各14天。在每个饮食阶段，被试者每天吃3顿饭，并按自己的意愿选择饭量。每顿饭的总能量、脂肪、碳水化合物、蛋白质、纤维、糖和钠都是匹配的。研究人员发现，与微加工食品相比，被试者食用超加工食品时每天会多摄入约500千卡能量。另外，被试者在超加工饮食阶段平均增重约0.9公斤，在微加工饮食阶段平均减重约0.9公斤。

　　发表在《英国医学杂志》上的另一项研究调查了超过10万名法国成年人5年间的代表性饮食记录，并发现吃更多超加工食品的人，心脑血管疾病的风险更高。即使在研究人员修正了饮食的营养质量（考虑饮食中的饱和脂肪酸、钠、糖和纤维等因素）之后，该结果在统计上仍然显著。

　　改善饮食习惯的第一步是什么？"吃真食物。"别吃超加工食品。

"以植物为主"

　　假设你愿意让饮食转向微加工食品，那么该如何平衡动物性食物和植物性食物呢？在世界不同的地区，采猎者饮食中动植物的比例有很大差异，那么对现代人的饮食来说什么样的比例才是正确的？迈克尔·波伦提出"以植物为主"，我认为这是一条很好的经验法则。为了找到答案，让我们先来看看两个极端：完全不吃植物和只吃植物。

为什么要吃植物？这并非理所当然的，有些采猎者很少甚至不吃植物性食物，但他们并没有出现营养缺乏。甚至今天有的医生也遵循同样的饮食方式，并推荐用这种饮食来达到最佳健康状态。

人们为植物性饮食提供了各种解释，但只有与超加工食品比较时，这些解释才成立。肉类和蔬菜一样富含维生素和矿物质。很长一段时间以来，人们认为纯肉饮食会导致维生素C缺乏，但事实证明，身体对维生素C的需求完全取决于摄入了多少碳水化合物。医学博士斯蒂芬·D. 菲尼在《低碳水饮食生活的艺术和科学》中解释了当去除饮食中的碳水化合物后，身体会产生酮体β-羟基丁酸来取代维生素C。这就是因纽特人不会患坏血病的原因。当然，也有人认为我们需要纤维来防止便秘。但这忽略了一个事实：纤维对粪便体积的增加是以肠道炎症为代价的。2012年的一项研究调查了减少纤维摄入对慢性便秘患者的影响，结果与大多数医生的建议完全相反。那些继续采用高纤维饮食的人，他们的便秘情况没有变化，但那些不摄入或只摄入少量纤维的人，他们的症状有了明显改善，胀气、腹胀和排便费力都得到了缓解。零纤维摄入者的排便频率增加了。

我们食用植物是为了丰富肠道菌群。与纯肉饮食相比，杂食性饮食对健康唯一确定的益处不是改善营养缺乏、促进减重或缓解便秘，而是丰富肠道益生菌的多样性。网站carnivorerx.com 说："只吃一种食物会导致肠道菌群多样性降低。"只有植物性食物才含有可溶性纤维，它经由肠道菌群发酵产生乙酸、丁酸和丙酸等短链脂肪酸（SCFAs）。SCFAs通过调节肠道酸度和为结肠细胞供能来改善肠道屏障的完整性，从而降低炎症性肠病和结肠癌的风险。

那如果只吃植物性食物呢？近年来，纯素饮食比纯肉饮食吸引了更多的关注，部分是因为人们对工业化动物养殖的环境和伦理问题的担忧。虽然纯素食主义提高了人们对这些问题的认识，值得赞扬，但只从健康的角度来看，只吃植物的建议也有问题。

纯素饮食的核心问题是营养失衡。无论工业化养殖业多么可怕，人类都还没有进化到可以适应纯素饮食。在有民族志资料的229个采猎者社会中，没有一个完全依靠植物性食物为生。理由很充足——剔除采猎者饮食中所有的动物性食物，剩下的食物会导致营养失衡。用于供能的碳水化合物如此之多，但维持免疫系统正常运转和细胞修复必需的氨基酸却如此之少；增强肠道功能的可溶性纤维如此之多，但维持神经健康、平衡多不饱和脂肪酸比例所需的ω-3脂肪酸却如此之少。预防癌症的抗氧化剂很多，但却缺少维生素B_{12}，所以无法产生红细胞。

纯素食者只能通过补充剂来调节营养失衡（仅植物性蛋白补充剂的市场价值每年就超过40亿美元）。在补充剂的帮助下，我们可以靠纯素饮食生存，但这证明不了它的优越性。任何需要补充剂的饮食都是营养失衡的。

我之所以支持饮食"以植物为主"有两个原因，一个是现实的，另一个是理论的。现实原因很简单，即使遵循采猎者的饮食——"大量动物性食物（占能量来源的45%～65%）"，但按重量计算，饮食的大部分仍是植物性的。这点很重要，因为普通人对食物的能量只有模糊的概念，却清楚食物的重量和体积大小。

动物性食物的能量密度通常比植物性食物高得多——1公斤牛肉的能量大约是1000千卡，而1公斤菠菜只有约200千卡。因此，即便有45%～65%的能量来源于动物性食物，按重量算，饮食中的大部分仍是植物性的。

饮食以植物为主的理论原因与现代工业化农场有关，这些

一段真实对话的大致记录

 教练，我每天应该吃几顿饭？

 我建议你在饿的时候吃东西——也许一天1～2顿。

 但一天吃3～5顿不是更好吗？

 除非你想增重，就像健美运动员为了比赛增重一样。

 但如果我每天只吃1～2顿，不会掉肌肉吗？

 不会，只有脂肪会减少。你的肠胃也能有时间好好休息一下。

 那为什么人人每天都至少吃3顿饭？

 这是一个好问题！

农场提供了我们大部分的食物。简单来说，工业化农业已经降低了动植物的营养质量，越接近食物链顶端，问题就越严重。

植物的营养水平正在下降。一项关于此议题的标志性研究《1950—1999年美国农业部43种蔬菜食用成分的数据变化》显示，6种关键营养素（蛋白质、钙、磷、铁、维生素B_2和维生素C）含量的下降幅度介于6%（蛋白质）和38%（维生素B_2）之间。营养素含量的下降可以归咎于现代农业的做法，包括使用农药、农场到市场运输距离的增加，以及作物的选择育种——培育生长速度快的作物，这些作物通常根系更短、营养更少，而且外表好看并不代表营养丰富。

肉类质量的下降更加严重。工业化饲养的动物几乎就是21世纪人类的完美寓言——这个系统寻求产出最大化，资金投入最小化。集中型动物饲养（CAFO）将所有动物置于室内，持续使用人工照明（听起来熟悉吗），非自然的光照模式使动物处于极端压力下，扭曲了它们的睡眠模式，削弱了它们的免疫系统。工业化饲养的动物被喂养尽可能廉价的饲料，加工谷物和大豆取代了它们的天然食物。为了效率的最大化，动物被锁在小笼子里无法移动（与人类何其相似）。睡眠质量差、营养不良和缺乏运动造成这些动物不仅肥胖，而且容易得病。为了解决这个问题，动物需要定期使用抗生素，否则在如此拥挤和肮脏的环境下，疾病暴发不可避免，抗生素也能帮助动物生长加快。我们今天吃的肉可能很便宜，但也油腻、酸臭，还含有抗生素。

总之，纯肉饮食和纯素饮食都是不必要的限制。把饮食限定在某类食物，既不自然也不利于健康。对于平衡饮食，"以植物为主"是一个既实用又安全的建议。

"不要太多"

假设你打算只吃真食物，并以植物为主，那么最后的问题就是吃多少。在理想的情况下，我认为这不需要任何指导，按胃口来吃就足以让体脂率和其他身体指标保持在健康范围内。我从来没有限制过自己吃多少微加工食品，因为我认为这没有必要。当你吃的所有东西都营养丰富时，饱足只会带来健康，而不是肥胖。

"不要太多"的唯一原因是，现代的饮食习惯使我们在一天中花太多时间吃东西。

很难确定从早到晚进食的习惯是什么时候形成的，但这样做确实既不自然也不健康。动物，包括公元前10 000年前的人类，在进食时间和食量上有两个限制因素：食物的可获得性和食欲对进食的影响。自从人类知道如何加工和储存食物以来，我们与食物的关系就被改变了：每天24小时都可以获得食物。不过，如果没有建立起每天至少吃3顿饭的社会习惯，倒也并无大碍。你最近一次醒来时感到饿极了是什么时候？我猜从来没有过。像大多数人那样，你每天起床做的第一件事是吃早餐，因为你知道这是一天中"最重要"的一餐。可以说一天中的第一餐是最重要的，但这并不意味着应该一起床就用餐。在深夜吃东西只是因为习惯，而你的昼夜节律此时正期待着睡觉！

　　一日三餐的习惯从何而来，人们对此有不同的解释，但这些解释都不足以让我们继续这种习惯。一些人认为它始于移民到北美洲的那些富裕的欧洲人。他们用一日三餐来区别自己与"未开化"的原住民，因为原住民想吃的时候就吃。另一些人则认为它来源于19世纪早期的工业革命。工作日有严格规定，大多数工人从早干到晚。雇主给工人提供早餐，以激励他们早上准时上班，中午还给午餐，以便工人继续下午的工作。收工回家后，工人再和家人吃一顿饭。也许这种饮食模式在工业革命时期是必要的，因为当时的许多工作都是重体力活。但不管这个习惯从何而来，它一直延续至今，还造成大多数人的进食时间占去了一天中大部分的清醒时间。在美国，一半成年人每天的总进食时间达到或超过15个小时。

　　长时间的进食损害了身体的自我清洁能力。人类适应了在长时间缺乏食物的情况下生存，只有当停止食物供应时，身体才会开始自我清洁——自噬。每个细胞都有一种叫作溶酶体的细胞器，它可以回收"细胞垃圾"——损坏的蛋白质、细菌和病毒。溶酶体消化这些垃圾，把它们变成小分子的脂肪酸、氨基酸和糖，然后细胞利用它们提供能量或产生新细胞。由于自噬在每顿饭后停止，身体只在禁食时清除胞内感染。

当我们不断进食时，自噬被抑制，病原体会留在体内，并可能导致持续感染和过度炎症。缺乏溶酶体的自我清洁能力，免疫系统的其他部分就会试着进行补偿。克罗恩病可能就是这样引起的，它是一种炎症性肠病。

自噬功能障碍也与肥胖、糖尿病、癌症、神经退化和心脏病有关，这说明改善饮食最简单、有效的方法就是限制每天进食的时间。与整天持续进食的老鼠相比，即便摄入相同的食物和能量，每天进食不超过12小时的小鼠，其肥胖症、糖尿病、肝病和心脏病的风险也都更低。

"不要太多"是在提醒，我们不必在醒着的每个小时都吃东西。

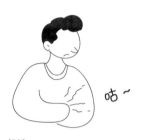

饥饿
每天至少断食16小时

食物

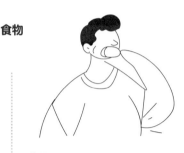

饱足
只吃本地种植、饲养，加工程度最低的
食物；按重量计算，食物以植物为主

饱与饥

我认为对健康最好的进食模式，就是把每天分为"饥"和
"饱"两个阶段。它既尊重了我们进化而来的饮食方式，也非常
符合波伦的建议。

1. 每天至少禁食 16 小时

自噬开始于最后一餐后的12～16小时后，有很强的昼夜节
律，并在一晚禁食结束时达到顶峰。因此可以用一个简单的算
式避免暴饮暴食，给身体留出足够的自我清洁时间：一天最后
一餐后到第二天第一餐至少要隔16小时。或者反过来，每天第一
餐与最后一餐之间不能相隔超过8小时。

有证据表明，禁食过久对进一步提升自噬水平没有任何作用，反而会在恢复进食时导致自噬被抑制。对小鼠的研究表明，自噬在禁食的头24小时内达到顶峰，但在48小时内就会回落到正常水平。小鼠被饿了5天后，自噬在重新喂食的首天被完全抑制，需要好几天才能恢复正常。在这段时间身体会完全恢复营养储备。然而，随着自噬被抑制，病原体也将肆意繁殖。

2. 只吃本地出产的未加工或微加工食品

我们的目标是只吃NOVA分类系统定义的未加工或微加工食品——人类饮食中历史最长、营养价值最高的食物类型。

为什么选择本地出产的食物？对于原始采猎者来说，这天经地义，因为本地食物是他们唯一能获得的。虽然现在我们能吃到从世界各地进口的食物，但本地食物不仅更环保、新鲜、当季，而且也避免了接触外来病原体。

水果和蔬菜在成熟时营养价值最高。世界各地的食物从农场运到餐桌可能需要花费数周时间。为了确保水果和蔬菜能在运输中保鲜，它们必须提前收获，常常还要经过化学处理。

选择本地食物会促使你的饮食自然顺应季节。中医认为，每个季节都与不同的元素和食物相关，这些食物会增强人在对应季节的健康。夏天，身体需要更多清爽的食物，如黄瓜和西葫芦等。秋冬，身体需要暖身的食物，如洋葱、南瓜、大头菜和胡萝卜等，它们都有助于身体发热，预防疾病。

饮食本地化对免疫系统也有好处。长期以来免疫学家一直在讨论食品工业的全球化对免疫力的损害。进口食物携带的某些病原体你的身体未曾接触过，因此缺乏抵抗力。进口食物吃得越多，免疫系统压力就越大，患病风险也越高。

3. 按重量计，以植物为主

按重量计，我们的大部分食物应该是植物——蔬菜、水果、坚果和种子。这条经验法则使我们摄入的动植物比例接近祖先的标准。虽然纯素食不仅没必要，而且很难保持健康，但考虑到CAFO对肉质的影响，我们不得不谨慎对待肉类的摄入量。

哲学家吉杜·克里希那穆提曾经说过："能否很好地适应一个病入膏肓的社会，并不是衡量健康的标准。"

我们在评估今天的饮食方式及其对健康的影响时有一个严重的问题：我们的参照标准如此偏向不健康的人，以至于高估了自己实际的健康状况。也许你比自己的目标体重多了几公斤，但当世界上三分之一的人口都超重或肥胖时，这似乎就不算什么大问题了。也许你会为了治疗消化系统疾病、疼痛或高血压等问题服药，但当这些问题非常普遍，甚至不需要处方就能获得药物时，你不会意识到这有多不正常。

我们不能忘记，世界并不总是这样的。19世纪60年代，《纽约快船报》刊登过一则广告，称读者有机会见到重达220公斤的"肯塔基州胖男孩"约翰·鲍尔斯。1867年，鲍尔斯的姐姐玛丽·珍曾因肥胖在巴纳姆的纽约博物馆被展出。想想看，就在几代人之前，肥胖甚至罕见到人们愿意花钱去观看一个胖子。

我们的参照标准不应该是当今病态的社会，而应该是我们精瘦、健康的祖先。成为高贵的野蛮人的第二步，是恢复祖先的禁食期，吃丰富的真食物。

常见问题解答

1. 有机食品重要吗？

如果条件允许，我会尽量选择有机食品。但吃有机食品是一种昂贵的生活方式，并且有机与否远不如食物的类型重要。

农药是用来杀死杂草、昆虫和真菌的化学或生物制剂。虽然它降低了农作物产量的损失，让农民的收获更多，但却损害了食用农作物的动物和人的健康。许多农药对害虫有神经毒性。由于生物大脑组织的生化反应具有相似性，因此这些农药也会破坏人的神经系统。有充分的证据表明，接触农药会导致神经系统疾病、出生缺陷、死胎和神经发育障碍。尽管政府规定了最大农药残留限量以降低健康风险，但如果有条件，我认为不使用农药的食品要安全得多。

2. 草饲肉和谷饲肉，应该如何选择？

就像人类的健康受到饮食影响一样，饮食也影响动物的健康。牛、羊这类食草动物的天然食物是草而非谷物，"错误"的饮食最终会影响肉的品质。

比较草饲牛肉和谷饲牛肉的研究发现，前者不仅含有更多的蛋白质和微量营养素（如类胡萝卜素、维生素E和其他抗氧化剂），以及更少的脂肪，而且其脂肪富含有益的 ω-3多不饱和脂肪酸。因此应该尽量选择草饲肉。

3. 如何根据生活方式和营养需求调整饮食？

无论一个人的年龄、生活方式和活动情况如何变化，健康饮食的成分都是相同的。维持生命所必需的营养物质（脂肪、蛋白质、维生素、矿物质、水），无论是对准备分娩的孕妇，为奥运会训练的顶尖运动员，还是对正在减肥的上班族，都是一样的。我们要调整的是食物的数量，而不是类型。目前为止，最佳的依据仍是你的胃口和感觉。如果你坚持食用本地出产的未加工或微加工食品，你的身体就能通过自我调节机制从饮食中取其精华，去其糟粕。

最常见的一个误解是像运动员这类能量需求高的人群需要高碳水化合物饮食。虽然储存在肌肉中的碳水化合物（糖原）是一种高效即时的运动能量来源，但身体所能储存的糖原是有上限的，大多数人通过多吃水果和蔬菜就能轻易达到这个限度。

超过这个限度，碳水化合物就只能转化成脂肪，并可能导致消化问题。包括6届铁人三项冠军戴夫·斯科特在内的许多耐力运动员以前从未采用过糖原负荷法。

4. 可以吃或需要吃欺骗餐吗？

人们担心间歇性禁食和加工程度低的食品会让人无法享受生活的乐趣。对我来说，健康的生活才是愉快的生活，它能让我在年老时仍然保持身心活跃和生活自理。但是，如果生活中没有偶尔的疯狂，那么尽可能地延长它似乎也没有意义。

因此，你可以吃欺骗餐，甚至可以过欺骗日。你不用刻意规划，它们会自然发生，好好享受就行。在欺骗日之后，你会感觉自己偏离了最佳状态，比如增加了一些额外的体重。但那又怎样呢？忘了这些，然后回归到平时的饮食方式。

5. 选择一天中的哪 8 个小时作为进食时间很重要吗？

消化系统也有严格的昼夜节律，白天我们能从食物中吸收更多营养。深夜进食不仅容易增加体重和导致胰岛素抵抗，还与过度暴露在人造光下一样，会让身体产生还在白天的错觉从而扰乱昼夜节律。

我喜欢和家人共进晚餐，因此我的8小时进食时间是从上午11点到晚上7点。宜早不宜晚。

6. 要食用乳制品吗？

对每一种哺乳动物来说，乳汁都发挥着至关重要的作用。在幼崽能够消化其他食物之前，乳汁是它们主要的营养来源。它把母亲的抗体带给幼崽，从而降低了许多疾病的风险。随着幼崽长大，它们不再食用母乳，消化道中乳糖酶的数量也会减少。

但人类除外。人类是唯一食用其他物种乳汁的动物，也是唯一在成年后还食用乳汁的动物。在大约3岁以后，我们消化乳汁的能力逐渐下降，这表明在婴儿期以后，我们就不应该再食用牛奶等乳制品了。但为什么呢？

　　首先是激素的影响。牛奶在帮助婴儿快速生长方面有重要作用。它能引起身体分泌大量的胰岛素，因此喝牛奶会引发强烈的胰岛素反应。胰岛素是一种强效同化激素，它能让我们快速增重，这对一个想在两年内把体重翻一番的6个月大的婴儿非常有用；但对一个想减肥或控制体重的40岁的办公室职员却没有积极意义。

　　其次，牛奶会加快骨骼中钙的流失。这有违常理，因为我们从小就听说过牛奶补钙。然而，由于牛奶降低了身体的碱度，骨骼必须释放钙来中和酸化的乳蛋白。一旦钙从骨骼中释放出来，它就会通过尿液排出，最终导致缺钙。这就是为什么乳制品消费量最低的国家骨折率也最低。长达12年的哈佛护士健康研究发现，食用乳制品最多的人比很少喝牛奶的人发生的骨折更多。

　　唯一应该继续食用的乳制品是不含添加糖的发酵产品，比如酸奶、克菲尔和酸奶酪。发酵不仅解决了新鲜乳制品的酸度问题，还产生了丰富健康的肠道细菌。

7. 蜂蜜怎么样？

蜂蜜是一种古老的食物，几千年来一直被用来治疗感冒和帮助伤口愈合，是一种比蔗糖更健康的甜味剂，但它并不像某些广告吹捧的那样是健康的万灵药。

蜂蜜是人类原始饮食的一部分。在西班牙东北部伊比利亚山脉的山脚下，考古学家发现了一幅7500年前的洞穴壁画，描绘了史前人类采集蜂蜜的场景。生物学家吉恩·克里茨基在播客《腹足动物》上说："采蜜者悬吊在山崖边，正在抢劫野生蜜蜂的巢穴。"当时还没有养蜂衣，说明我们的祖先甘愿为了几勺蜂蜜冒险。人类学家也观察到哈扎人等现代采猎者食用蜂蜜和蜜蜂幼虫。

蜂蜜中含有类黄酮和其他多酚类物质，因此被认为具有抗炎、抗氧化、抗菌和增强免疫力等作用。最早提及蜂蜜的文字可以追溯到公元前2100—前2000年，是苏美尔人的一块泥板，上面提到蜂蜜既可以作为口服药，也可以作为外用药膏。

如果单纯作为甜味剂，它比蔗糖更好。除了上面提到的药用价值外，它还具有较低的血糖生成指数（GI），不会过快升高血糖水平。此外，它比糖更甜，所以用量更少。

然而，从营养上来说，蜂蜜几乎和蔗糖一样，是葡萄糖和果糖的混合物，我们仍然需要注意摄入量。对糖尿病患者、超重者或想要控制血糖水平的人来说，用蜂蜜代替糖并没有优势。蜂蜜可能不会让血糖激增，但它仍然会提高血糖水平。

虽然蜂蜜无疑是我们祖先饮食的一部分，但就像水果一样，它也受季节影响，不是全年都能采集到。此外，采集蜂蜜的难度意味着蜂蜜在原始人的饮食中只占很小的比例。

简而言之，如果你确实喜欢蜂蜜，那就适量食用，并尽量选择纯天然的蜂蜜，因为它比白糖含有更多的维生素、酶、抗氧化剂和其他营养素。

8. 能喝酒吗？

酒精是一种毒素，它会损伤肝脏、大脑，影响视力和听力，让人脱水，干扰睡眠模式，还会成瘾产生依赖。据CDC估计，仅在美国，每年就有8.8万人死于酗酒，造成的经济损失高达2490亿美元。我花了这么多时间抨击食品巨头生产的超加工食品，如果现在支持酒精消费，就有点自相矛盾了。

尽管如此，也不可否认酒精在人类文化中的重要性，它既是一种社交润滑剂，也是艺术、语言和宗教发展的催化剂。有些人类学家认为，饮酒早于人类文明，人工培植作物甚至可能是出于酿酒的需要，而非对谷物丰富能量的渴望。抛开致幻性不谈，在现代卫生设施出现之前，由于乙醇的抗菌特性，酒精饮料可能比水更安全。

我们是社会动物，和朋友爱人一起享受美好时光是最快乐的。因此我认为，如果酒精能帮助你享受兄弟姐妹的婚礼、自己的生日或招待朋友的盛大晚宴，那么适度饮酒对健康的净影响甚至可能是积极的。显然，关键是找到平衡。不是生活中的每件事都可以成为醉酒的借口。如果你坚持把酒精作为饮食的一部分，那么请选择合适的场合，适度饮酒。

9. 能吸烟吗？

不能。

10. 该怎样烹饪食物？

饮食以低加工程度食品为主，主要就是少吃超加工食品。此外，还需要改变烹饪所用的食材。在烹饪时避免使用工业种子油。蔬菜用蒸或焯，也可以生吃。肉类使用烤架或烤箱烹饪。

说到油炸，挑选油时要注意油的来源，问问把原料变成油有多少步骤。就像微加工食品几乎都比超加工食品更健康一样，食用油也是如此。

富含脂肪的水果，如橄榄、牛油果和椰子，很容易榨油，所含脂肪酸也相对更健康。橄榄油以其健康的单不饱和脂肪酸而闻名，非常适合低温煎炸或拌沙拉。它不太适合高温烹饪，因为烟点较低。牛油果油也是如此。椰子油富含饱和脂肪酸，烟点高，适合在任何温度下烹饪。来自动物的饱和脂肪，比如黄油、猪油和酥油，在高温下都很稳定，适合高温烹饪。

种子和谷物，如油菜籽、玉米、大豆、米糠、向日葵和花生，油脂含量偏低。用它们榨油的过程比较复杂，包含把化学溶剂加热到高温。加工过程耗时长，油容易氧化（变质或产生有毒物质）。油籽油和谷物油的多不饱和脂肪酸含量也很高。氧化的多不饱和脂肪酸会在人体内产生自由基，破坏细胞膜和血管，甚至损害大脑。

11. 果汁和运动饮料如何？

我最讨厌食品巨头的一点是，它们坚持宣称各种果汁和运动饮料是"健康的"或"排毒的"，或者在其他方面比喝水好。2014年，当一个耗资数百万美元的葡萄适运动饮料广告被禁时，我很高兴，因为这款饮料声称其补水效果比水更强——没有什么东西能比水更补水了。

你真的需要运动饮料的大量糖分吗？假设埃利乌德·基普乔格以每小时20公里的速度跑了1小时45分钟。到这时，他的肌糖原水平可能已经下降了，也许他会在下一个补给站喝一杯运动饮料，然后再去创造新的马拉松世界纪录。但普通人做1小时中低强度运动是否需要额外补充碳水化合物呢？不需要。运动后正常的饮食就会自然恢复肌糖原。在运动时摄入糖只会让你燃烧的脂肪减少。

那果汁呢？它们富含维生素、抗氧化剂和纤维，在饮食中肯定有一席之地吧？尽管水果富含有益健康的物质，但果糖的含量也很高，果糖很容易转化为甘油三酯并以脂肪的形式储存起来。当把水果变成果汁的时候，几乎去掉了所有的果肉纤维（果肉有助于减缓消化，降低GI值），基本上只剩下含糖的水，让果糖的问题更为突出。

但是所有的维生素和抗氧化剂还是在的吧？是的，但直接吃水果的效果更好。榨汁时一旦去掉了保护性的细胞壁，氧化过程就开始了，这将使果汁的营养价值逐渐流失。加工果汁也可能经过高温杀菌处理，当你喝到它的时候，它的营养价值可能已经所剩无几。

总而言之，除非你是一名职业运动员或在参加超长耐力赛事，否则不必碰运动饮料。它们不比水好。在保持身材方面，它们完全是在帮倒忙。果汁虽然好点，但前提是要新鲜饮用，而且也不如直接吃水果来得健康。

活动与休息

像人一样运动，有快有慢，移动你的身体和身边的物体。

——卢永利

你还记得自己年少时的样子吗？当时生活里满是游戏与好奇，你从不刻意锻炼，但身体日益强壮。我们为什么要改变这种生活呢？

从事健身行业十年之后，我最重要的发现，是我们根本不需要锻炼。我们不需要健身房，不需要记录每天走了多少步，不需要把锻炼分为有氧训练、力量训练和柔韧性训练，而计算消耗的能量更是毫无必要。我们需要的是运动。当体力活动不再必要时，恢复运动最好的方式是重新找回它的快乐。

缺乏运动是人类特有的习得行为，如今已经高居全球四大死因之一。今天大部分人最熟练的动作是久坐。他们是"坐姿忍者"。当然久坐的能力并不是与生俱来的，也不总是让人感觉舒服，身体必须通过痛苦的重复练习才能被迫接受。一个5岁的孩子能乖乖坐着吃饭吗？当然不能，孩子们动得一刻不停。如果他们要练好游泳、擅长解数学题，唯一的方法就是花大量时间练习，久坐也是如此。

但不幸的是，在成为久坐高手的过程中，你的运动能力和运动意愿也降低了。你的核心肌群变弱，腿部和臀部的肌肉紧绷，脊柱变形——身体为了适应坐姿，让你坐着时感觉更舒服。这就导致所有与运动有关的事都变得既困难又无趣。尽管儿时的运动纯粹是为了快乐，但成年人却要为每天、每周设定锻炼目标。

但是那些"锻炼处方"并不能解决问题，甚至可能使问题变得更严重。描述"由重复动作引起的肌肉、神经和肌腱不适"的术语是重复性劳损。但这种被普遍认为危险的动作，却受到推荐，用以弥补人们日常生活中的运动不足。我们去健身房，使用跑步机或椭圆机，尽一切可能增加重复性劳损的风险（在平坦的表面上以恒定的速度移动，方向、坡度、风速恒定，没有恶劣天气），只是在不断地冲击已经萎缩、僵硬、错位的身体。然后在受伤的时候，我们还觉得惊讶不已。

像人一样运动

　　要修正你的运动模式，最重要的是改变心态。别再做一个"锻炼者"了，开始做"运动者"吧。忘记有氧训练、步数、心率和能量，这些都是锻炼者的目标。锻炼者就像机器人，做着程序设定好的事情，他们讨厌运动，因此才会说出"没有付出，就没有收获"（no pain, no gain）这样的鬼话。运动者参与各种自然、专注和有趣的活动。他们的行为本能而自发——他们是真正的人。运动者天生喜欢活动——他们甚至不用区分"锻炼时间"和"休息时间"——醒着的每一分钟都可以去探索运动。

　　"锻炼"心态必然导致健身房成为锻炼的唯一场所。然而健身器械可能是自然运动最大的敌人。数十年的研究表明，当技术简化了运动，使它变得更安全、更标准化，或者改变了运动的自然形式时，运动却不能改善健康或体能了。结果只是得到一个更弱、适应能力更差的身体。这就是运动圈里"高科技的鞋，低科技的脚"这句话的意思。

　　简化的运动会损害健康和体能的证据来自动物。在海洋中，也许没有什么比虎鲸跃出水面的景象更动人的了。为了教幼鲸捕猎，成年虎鲸会抓起200公斤重的海狮抛向空中，用尾巴猛击它，然后让幼鲸接手。但当我们把这些海洋猛兽带离自然环境，放进耗资数百万美元建成的海洋公园里时，会发生什么呢？不必应对海浪、洋流和深水等复杂因素，对它们有好处吗？不，它们只会变得虚弱。在浅水池里生存几个月后，虎鲸就会开始患上背鳍萎塌症。没有了深海中的压力，它们的背鳍便会倒塌。

大象是最大、最强壮的陆地动物。大象最高能承重9000公斤，还能把大树从地里拔出来。这种庞大的野兽可能走得不快，但并不懒散，野生大象每天要走约两场马拉松的距离。而且它们也是游泳能手。猜测一下，当这些壮观的生物被关在动物园里，踩在非常平坦、光滑的地面上时，会发生什么呢？离开了沼泽、岩石和山丘，它们会变得更强壮吗？不，它们会感到厌烦，脚会发生感染，然后死亡。在岩石上行走可以让大象的指甲和脚部组织得到打磨。在泥里打滚可以让大象的脚掌保持湿润和柔韧。动物园里的大象被束缚在完全平坦、光滑的地面上，它们脚上的真菌将爆发，脚会出现开裂和感染。动物园里的大象基本活不过20岁，仅为野生大象预期寿命的一半，而足部感染是主要死因。

动物只有在符合物种习性的环境下生存，才能保持自然、健康的状态。这就是运动的进化理论。它适用于虎鲸和大象，也同样适用于人类。虎鲸不适应在泳池里游泳，大象不适应在水泥地上行走，人类也不适应在健身房里锻炼。跑、跳、攀爬、扛举、投掷、用双手建造才是人类适应的动作。离开这些运动，你将损害而非改善健康。

锻炼心态的另一个恶果是，人们认为运动是一种惩罚，需要各种方法分散注意力才能忍受。锻炼的人需要一边看电影或听音乐来分散注意力，才能让身体重复如此单调的动作。这种观点不仅奇怪，而且会导致运动质量一直很低下。

自然运动——需要协调性、平衡性、敏捷性、节奏、空间感知等能力，在看电影时是做不到的——本身就需要专注。对于那些练习攀岩、跑酷、自由潜水或立式桨板的人来说，片刻的分心可能就是生与死的差别。而且当你乐在其中时，又怎么会分心呢？攀岩者不会在攀登岩壁时倒计时，划桨者也不会在激流中计算能量，因为他们的目标是享受运动本身，而非运动消耗的时间或能量。

玩耍是人的天性，但锻炼不是。人的本能是尽量多储存能量和减少消耗，否则人类在几千年前就已经灭绝了。这就是很难让人们锻炼的原因之一。有太多人认同锻炼的想法，但当真正去做的时候，却发现自己缺乏毅力。此外，因为玩耍纯粹是为了乐趣，所以对我们来说自然而然，不带任何目的性。在采猎者群体里，年龄并不是玩耍的限制，反而被视为向年轻一代传授技能和社交必不可少的手段。这是留给今天所有人的经验：

玩耍绝不是浪费时间，而是构成人性的基本要素。当我们花时间享受玩耍时，不仅能改善健康，还能多交朋友，并促进大脑的功能发展。

趣味性也是我们运动强度最好的指南。如果你每天都迫不及待地想去探索新的运动，这是一个很好的迹象，意味着你不仅享受运动，而且强度和量也适当。如果你需要忍痛才能完成运动，表示你把身体逼得太紧了，像一个锻炼者，而非运动者。

今天，运动应该充满乐趣的看法反而显得酸楚，因为有相当一部分锻炼者不仅认为训练必须做到极限，而且认为这样做对健康有益。

CrossFit创始人格雷格·格拉斯曼在《什么是强健？》中写道："我认为最大限度地提高运动能力，才能保持最佳健康状态。"这篇文章影响深远。CrossFit将体能的水平等同于单位时间内所能完成的运动（即身体的做功能力），并提出"疾病、健康和体能都是在衡量同样的东西"，它鼓励人们相信，世界顶级运动员也是世界上最健康的人。虽然格拉斯曼有很多事做得不错，比如支持自然运动和短时高强度训练，但最大限度提高运动能力以保持最佳健康状态，却是一种误导。运动过多和过少一样危险。休闲运动员生病的概率只有久坐者的一半。但高强度训练的精英运动员生病的概率却是休闲运动员的4.5倍。

我很钦佩职业运动员，他们挑战着人类的极限，激励我们积极向上，但不要把竞技能力与健康混淆。职业运动员就像消防员和急救员一样，为事业牺牲了健康。如果你追求的是健康，让乐趣来指引你的运动强度和运动量。把极限留给专业人士。

有快有慢

假设你正打算放弃锻炼，只享受各种自然、专注和有趣的运动，那该如何做呢？每周仍然需要一定量的"有氧运动"来保持心肺健康吗？其实不然。我想解释一下有氧运动这个概念的来源，为什么把它作为目标不仅没有必要，甚至可能适得其反，以及为什么最好快慢运动交替，而非长时间保持匀速。

有氧运动可以追溯到1968年，当时肯尼斯·库珀医生出版了《有氧健身》，该书销量超过1200万册，被翻译成41种语言。作为一名前空军中校，库珀这本关于锻炼重要性的著作在美国受到的关注空前绝后。直至今日，他仍被认为是激励最多美国人开始锻炼的人。

库珀在1968年提出的理论需要三个关键前提。首先，心肺系统是整体健康的关键，"成为抵御多种疾病的堡垒"。其次，体育活动主要有助于改善心肺功能。再次，锻炼的时间越长，对心肺系统就越有利。据此库珀得出结论，像慢跑和游泳这样的"有氧运动"比举重、徒手训练或短跑更好，因为它们"需要氧气，不会产生令人难以忍受的运动后过量氧耗，因此可以持续很长一段时间"。

从此开始，所有中等强度的需氧运动都被称为有氧运动。如果说这是库珀的主要结论和生活方式"处方"，那么给出明确的量化目标也许才是他真正的高招。库珀不仅告诉人们需要做有氧运动，还设计了一个积分系统，鼓励人们每周达到一定的运动量——跑1英里（1英里≈1610米）、游泳1/4英里或骑车3英里都积3分。人们会忘记库珀的理论，却会记住每周30分的目标。2018年《美国体育活动指南》的建议"每周进行150～300分钟中等强度有氧运动"就直接参考了库珀1968年的理论。

这个理论，不但深刻影响了今天人们讨论和进行锻炼的方式，还左右着卫生当局制定的运动政策。但暗藏的问题是，库珀之后半个世纪的研究动摇或推翻了"有氧运动理论"的所有前提。

我们先来谈谈整体健康。心肺系统健康对预防心脏病等多种疾病确实至关重要。但对于如今的老龄化人口来说，生命最大的威胁已不是心脏病，而是跌倒。跌倒是65岁以上人群的主要死因，也是他们遭受严重损伤的主要原因。而良好的心肺系统对跌倒几乎没有任何保护作用。预防跌倒主要依靠的是良好的平衡性和足够的肌肉力量。为此，我们需要练习自重训练和举重，而库珀的理论不提倡这些活动类型。

库珀的第二个前提是体育活动主要有助于改善心肺功能。自1968年以来，这个观点的两个问题愈发凸显：第一，它忽视了体育活动的局部效应；第二，它局限了体育活动的益处。

做有氧训练时，大多数人都认为无论做什么运动（骑车、游泳、跑步等）都会促进心肺系统适应新的需求，从而提高任何运动的表现。毕竟，cardio（有氧）来自希腊语kardia，意思是人的中心。但这种"心脏泵"的思维模式并不准确，如果人体外周没有适应新的需求（毛细血管的血液循环没有改善），那么拥有更强的心脏和更大的肺活量并不会提高运动表现。我最欣赏的一项运动研究是在1976年进行的，它让一群人每周骑健身单车4～5次，但只用一只腿蹬车。4周后，研究人员发现被试者的最大摄氧量（一种常用的肺活量测试指标）提升了23%。但测试未经训练的腿时，最大摄氧量并没有任何改善。换句话说，体育活动对心肺功能的改善，与身体部位对体育活动的适应有着千丝万缕的联系。

当我们狭隘地认为锻炼只能改善心血管健康时，就忽视了它的其他健康益处，这些益处可能更加重要。为什么跑步运动员很少患阿尔茨海默病和帕金森病？为什么爱跑步的人比不跑步的人更长寿？答案与心肺功能适应性关系不大，事实上任何类型的身体活动都可以改善心肺功能适应性。动物大脑的首要功能是控制运动，运动对保持大脑健康也至关重要。奔跑中，当你与周围物体相对位置发生变化时，大脑会预测视觉输入的变化。这是一种经过数百万年进化形成的身心联系。当跑步纯粹为了锻炼心肺功能时，会发生什么呢？如今在跑步机上盯着电子屏幕跑步的人和追随本性在户外跑步的人几乎一样多。前者的身心联系被切断了，他们丢掉了跑步的一项主要益处。

那么库珀通过为有氧运动设定最低目标建立的"越多越好"的信条又如何呢？一定程度的压力对维持心肺系统的健康无疑是必要的，问题在于压力的多少。1996年，田畑泉决定对稳态有氧运动和短时全力冲刺进行测试，看看哪一种效果更好。在这个著名的研究中，一组速滑运动员每周训练5次，每次在健身单车上骑行60分钟；另一组每周训练4次，每次进行8轮20秒的冲刺，每轮之后休息10秒。前者是每周300分钟中等强度的有氧运动，完全符合官方指南的建议；后者是非传统的每周16分钟冲刺训练。猜猜哪一种对心肺功能的改善更大？答案是后者。

认为长时间有氧运动才能改善心肺功能主要是由于对科学的误解。常见的观点认为，所有运动都是"有氧"的，直到达到一定的强度才会变成"无氧"的，因此我们需要调整运动强度，使其保持在有氧范围内。然而身体不是这样运行的。事实上，所有储存在细胞中供给运动的能量，首先必须通过无氧的糖酵解生成丙酮酸，然后才能通过有氧的三羧酸循环进行代谢——无论何种运动，供能的方式都结合了无氧和有氧途径。由于糖酵解的速度比三羧酸循环快，在高强度运动期间，丙酮酸的生成会快于消耗，这就是肌肉中产生令人难受的乳酸的原因。但只有通过短时高强度运动产生乳酸，才能迫使三羧酸循环达到最快速度。这就是为什么在改善心肺功能方面，短时高强度运动比长时中等强度运动更有效，也是为什么田畑泉实验中的冲刺训练组，在有氧和无氧运动能力方面都比稳态训练组有更显著的改善。

　　长时间的有氧训练不仅不是改善心肺功能的最佳方法，过度训练甚至对健康有害。如果训练越多越好，那么有氧运动的量和死亡率应该呈负相关，至少应该是一条"收益递减曲线"，死亡率在每周运动量达到一定值后趋于平稳。但实际我们看到的却是反J曲线。迄今为止最全面的相关研究是《跑步是达到长寿的关键生活方式》，其结果表明，每周跑步超过150分钟会增加死亡风险。对马拉松（通常需要180～300分钟）跑者进行的研究表明，运动后他们的心脏可能需要长达3个月的时间才能完全恢复。

后来库珀也意识到自己1968年的那篇文章存在重大问题，然而今天的许多锻炼观念仍然以其为基础。在1995年接受《得州月刊》采访时，库珀承认："当时，科学证据证实了有规律的锻炼是健康和高效的生活必需的，但我错误地认为锻炼越多越好——跑步、骑车或游泳越久就越健康。"

当一个理论开始受到创立者的质疑时，它肯定有问题。

有些人仍坚持认为有氧运动还有另一个作用——燃烧能量。但这也是一种误解。本书第一部分中讨论了能量相关的问题，这里就不再赘述了。简单来说，导致超重和肥胖的最终原因是胰岛素分泌过多造成的内分泌紊乱。运动可以帮助提高胰岛素敏感性，这也许有助于解决超重和肥胖问题，但由持续高血糖负荷引起的系统性代谢损伤，是再多的运动也无法解决的。如果对抗超重和肥胖的利器是吃真食物而非精加工食品并限制每天进食的时间，那么有氧运动的确用处不大。

有氧运动理论需要修正，甚至应该淡出人们的视野，不是因为跑步、骑车和游泳有什么问题。恰恰相反，这些运动极佳，我们应该经常做。但是，这些运动对健康的益处并不是单一的，而是大量相互关联的，对此我们还知之甚少。跑步、跳跃、攀爬、投掷、接球和举重，一直以来，人类保持健康所需要的都是这类自然运动，而非20世纪60年代创造的有氧运动。

　　如果短时高强度运动是保护和改善心肺功能最好、最安全的方法，那么长时的缓慢运动则是进行前者后恢复的最好方法。今天，我们不仅用"舒适设施"娇惯自己，缺乏短时高强度的运动来保持心肺系统和骨骼肌肉系统的最佳状态，而且不像过去那样整天进行恢复性的缓慢运动。我们的祖先不需要"锻炼"的原因和不需要拉伸和按摩的原因是一样的——采猎生活的运动模式包含了这一切。除了获取、运送食物和水时的繁重活动外，他们每天都进行着低强度的运动——有助于身体恢复，防止肌肉损伤和增强力量。

　　休息是自然的，但静止不动不是。为了更好地感受这种差异，请想象一下，每次休息时你得席地而坐，而不是坐在椅子上。因为坐在地上远不如坐在椅子上舒服，这就迫使你不断地调整姿势。如果你扔光家里的椅子，就会发现用来休息的姿势五花八门，就像采猎者祖先从前做的一样。盘腿坐、趴、蹲、侧卧——你的日常运动模式将由数小时不断变化姿势的缓慢运动组成。它甚至开始变得像瑜伽，这也说明了为什么练习瑜伽对健康有益。

　　能否轻松地坐在地板上，然后再站起来，是预测寿命最准确的指标之一，这一现象最初由巴西医生克劳迪奥·吉尔·阿劳若观察发现。阿劳若的坐-立测试观察人们在不借助手、手臂或膝盖的情况下，盘腿坐下并重新站立的难易程度。这看起来像是一项对运动能力的粗略测试，但阿劳若发现，用它来预测寿命准得惊人。他对2000多名年龄51～80岁的患者进行了测试，发现相比得分8～10的人，得分低于8的人在未来6年内的死亡率要高一倍，而得分在0～3的人死亡率要高4倍。

既然问题是静止不动，而不是休息，调整工作和学习习惯就需要非常谨慎。"久坐是新型吸烟"，这句口号吓得许多上班族改用站立式办公桌。但正如生物力学家凯蒂·鲍曼所言："长时间站立只是换汤不换药。坐着本身没有问题，长时间用同一个姿势才是症结。"当急于避免坐着工作的时候，我们应该记住，坐着工作最初是为了防止在工厂生产线上整日站立带来的伤害。我们每天有大量时间都把目光固定在一个特定的位置，因此桌子、桌上的屏幕和椅子带来的伤害可能一样大。我们需要的不是从坐姿变成站姿，而是让工作习惯变得更有创意——坐在健身球上，再坐在地上，然后站起来走一会儿——把自己当成一个5岁的孩子。

使用任何"舒适设施"时，我们为舒适所付出的代价就是活动受限。在很大程度上，不活动是导致早衰的原因。椅子无处不在，它几乎限制了整个身体的活动，现在也被普遍认为是健康风险。有数据显示，每天坐超过3小时将减少两年的预期寿命。但椅子只是常用的舒适设备之一。鞋子把脚趾固定在一起，抬高脚后跟，减少了脚的力量和灵活性，从而限制了脚的活动。枕头固定颈部，加重上背部弯曲，导致了颈部僵硬和脊柱后凸（驼背）。柔软的床垫固定脊柱，避免睡在地面时的关节活动，导致脊柱失去柔韧性。还有平坦的人行道、婴儿车、滚轮行李箱，舒适设备已经侵入了我们日常生活的方方面面。

移动你的身体和身边的物体

目前为止，我们已经谈论了很多关于运动观念（自然、专注、有趣的运动vs.锻炼）和运动速度（长时稳态运动vs.快缓结合的运动）的话题。我还想讨论一个更重要的区别：只移动自己的身体（自重训练）和移动其他物体。这之所以重要，不是因为哪个更好，而是因为人们经常只关注其中一项。我指导过的几十位女士都害怕举重，因为她们认为举重会把人变成肌肉大块的野兽。我指导过的几十位男士则认为自重训练毫无用处，他们只需要做一小类的举重练习就能保持健康。这两类人都很片面，都可以通过另一类的训练方式改善自己的健康状况。那些女士需要开始练习举重，而多做自重训练则会让那些男士受益。

人体本身就是无可匹敌的训练器械。自重训练是最安全的

一段真实对话的大致记录

 教练，我真的需要举重吗？我不想练出大块的肌肉。

 举重对你的姿势、骨密度、灵活性和关节健康都很重要。如果幸运的话，你的肌肉也会长大一些，但你很难变成"大块头"。

 但健美运动员的肌肉就是练举重变大的吧？我可不想变成那样。

 你能增加多少肌肉与激素有关——男性产生的睾酮比女性多几倍，这是他们更容易增肌的主要原因——也与你选择的运动模式有关。大多数想要增肌的女性都必须用很大的负重进行训练，但肌肉通常只能增加几公斤。顺便说一下，那些健美运动员都用了大量的类固醇，普通男性也不能只靠举重就变成那样的大块头。

 我就不能只练跑步和瑜伽吗？

 跑步和瑜伽都很好，但还不够。这么说吧，你的身体天生就能承受巨大的负重。如果你从不举重，你的脊柱、肌肉和骨骼都会退化。我知道你可能不喜欢举重或增肌，但你应该更不喜欢驼背和骨质疏松症吧。

运动类型，因为运动时的负重和参数是我们再熟悉不过的。它也是最具功能性的运动类型。虽然用于功能性训练的新器械和技术受到市场欢迎，但还有什么能比移动自己的身体更具功能性呢？

有一个常见的误解：自重训练是为初学者准备的，进阶运动员应该使用器械。这完全违背了我们已知的所有证据。

《无器械健身》的作者马克·劳伦指出，许多顶尖运动员主要依靠自重训练来实现运动目标，包括李小龙、瓦西里·阿列克谢耶夫（他创造了80项举重世界纪录）和赫歇尔·沃克（史上获得码数最多的职业橄榄球运动员），这仅仅是3个典型的例子。

同样值得注意的是，体操、潜水和舞蹈等注重身体控制的运动诞生了许多形体迷人的运动员。这并不是什么新鲜事，calisthenics（自重训练）源自古希腊语 kallos 和 sthenos，kallos 意为美丽，sthenos 意为力量。人体美可以通过系统性的自重训练获得，尽管古希腊可能是最早欣赏人体美的文明之一，但这个概念可以追溯到史前时代，还在不少古老传统中占据核心地位。

公元前5世纪，斯巴达人靠自重训练培养出了当时公认最强悍的战士。自重训练也是波斯体育文化传统的核心，至今仍存在于中东地区的祖卡内（zurkhaneh，字面意思是力量之屋）

中，而这个传统至少可以追溯到公元几百年。从公元6世纪开始，少林寺僧人就开始依靠自重训练来增强力量、敏捷性和平衡性了。

在所有这些传统中，自重训练都是一种使身体变得更强壮、更灵活的备战方式。换句话说，那些认为自重训练只适合初学者的人显然不懂历史。虽然自重训练可以很简单（比如开合跳和平板支撑），但也可以极具挑战性（比如倒立行走和后空翻）。

但是，我仍然认为最有利于健康的运动模式是自重训练与负重训练的组合。为什么？

为了给出一个完整的答案，让我们从一个密切相关，甚至更基本的问题说起：我们为什么要用两条腿行走？每当教授动作时，这是我让学生思考的第一个问题。行走并不能使我们移动得更快，众所周知，两足动物比四足动物移动得慢。它也不能让我们的移动更稳定——你很难看到猫摔倒。它更不能帮助我们在非洲的热带草原上藏身。两足行走使我们移动缓慢、缺乏稳定，还非常惹眼。那么，这种特征是如何被保留下来的呢？

让我们来回顾一下自然史。几百万年前，人类祖先还生活在树上，是神奇的臂行者，像黑猩猩一样在树枝间荡来荡去。他们用四足行走——指关节着地走。

随后，他们开始向两足行走进化。是为了看得更远？或是为了更高效地散热？或是为了便于抓取树枝上的果实？或是对潜在捕食者的警告？还是为了向异性展示性器官？光是发表的假说至少就有十几个。但我认为最重要的假说是由最了解进化论的达尔文提出的：

人类能灵巧运用双手，它们对服从人的意志适应得如此之好，离开双手，人类就不可能在世界上取得现有的统治地位。

——《人类的由来》（1871年）

今天我们可以拿起东西四处移动。其他假说或多或少也有合理的地方，但直立行走的关键生物优势在于，它解放了双手以操纵物体。人类祖先从树上下来，对改变自然环境的需求比以往强烈得多。

居住在树上时，人类祖先用多叶的树枝传递物体。森林里的树冠既是遮蔽极端天气的住所，也是储水系统。树枝不仅能结出美味的果实，还会吸引许多营养丰富的昆虫和下蛋的鸟类。而树木的高度本就是抵御大型陆地捕食者的天然屏障。

从树上下来，用两腿在草原上漫步，实际上是一场进化大赌博，好在人类赢了。我们没有天然的住所、防御系统、水和食物供应，因此不得不通过聪明才智和辛勤劳动来解决所有这些问题。狩猎需要找到或制作锋利的物体用以刺和投掷。杀死的动物需要切成小块，植物也需要从树上摘取或从地里挖出来，以便运回营地。建造营地需要搬运石头和木材。如果季节变化、水源干涸、食物短缺，就需要拖家带口去一个新的地方。

简而言之，我们解放双手后变成了负重的高手。事实上，除了是承重工程的杰作，我们无法解释人体的结构，尤其是脊柱的形状。隐患也在此——当你不负重时，脊柱并不会"感谢"你的好意。它会连同周围的肌肉和骨骼一起垮掉，出现脊柱后凸、骨质疏松症和肌少症等可怕的疾病。

问题显然在于生物力学上的失配。我们已经适应了整天承受大量负重的生活，因此当不再负重时，身体就会陷入混乱之中。虎鲸没有进化出在浅水池中游行依然保持背鳍直立的能力，因为它的自然运动模式是在深海中游行。大象没有进化出在平整水泥地上行走依然保持脚部健康的能力，因为在岩石和沼泽上行走才是它的自然运动模式。我们也没有进化出让脊柱在没有负重的情况下保持直立的能力，因为举起和搬运物体才是我们的自然运动模式。

要解决这个现代问题，只有一个办法：举起和搬运物体。

有意思的是，即便在脱离了每日负重的采猎生活方式后，不同的社会也发展出了各自的举重传统。从苏格兰高地运动会中的抛杆赛和掷链球，到古埃及的举沙袋和掷石块，再到中国的举石锁，有史记载以来就有举重。

举重没有任何替代选项。跑步、瑜伽和其他自重训练还不足以保持身体最佳的负重能力和脊柱结构的健全。而且使用腿部推举和胸部推举的阻力器械也不行，它们让肌肉在脊柱没有压力的情况下工作，这不是身体自然的工作模式。

也不存在任何折中方案。一些明星教练和格温妮丝·帕特罗等女演员爱用的3磅（1磅≈0.45公斤）粉色小哑铃简直是个笑话。研究人类足迹化石的人类学家需要考虑的变量之一是人体负重，有一个常用的假设：研究对象承受了20公斤负重，它可以是小孩或猎物等任何东西。这是对人类男性和女性祖先平均负重最接近的估计，假如有需要，他们可能会负重数小时甚至一天。

力量训练器械简史

希望你已经理解了负重训练与自重训练一样重要的原因。现在是时候谈谈举重的类型了。最早，我们把在自然界中找到的任何东西都当作力量训练器械，如木块和石头等。它们至今仍是不二选择。但考虑到获得或储存它们的困难，我们来看看更常见的器械。

今天一说起力量训练，大多数人会立刻想到杠铃。事实上，如果你问某人能举起多少重量，几乎所有人都觉得你问的是杠铃的重量。作为一名棒铃教练，我甚至很难说服学生使用杠铃以外的器械来增强力量。这有点遗憾，而且从历史来看也不正常，因为尽管杠铃有独特的优势，但它是力量训练器械中动作数量最少、历史最短的。哑铃、壶铃和棍棒是动作模式最多样和最具功能性的器械，历史都比杠铃早了2000多年。

虽然哑铃一词在18世纪才开始使用，但如果我们谈论的是训练器械本身，哑铃的起源可以追溯到哈特瑞斯（halteres），它是公元前6世纪古希腊人使用的一种形状类似哑铃的器械。对它最早的记述来自安提勒斯的著作，他描述了3种不同类型的动作："弯曲和伸直手臂，可以锻炼手臂和肩部；把哈特瑞斯举到躯干前方一臂远并做箭步蹲；交替弯曲和伸展躯干的动作。"古罗马人继承了古希腊人很多传统，其中就有训练身体的方法，包括哈特瑞斯。

在19世纪初，体操之父弗里德里希·路德维希·雅恩将哑铃纳入了他创立的训练体系，这个体系旨在恢复德意志国民的身体力量。雅恩大量借鉴古希腊和古罗马的思想，于1811年在柏林开设了第一家露天体操场（turnplatz），鼓励人们使用哑铃等阻力器械进行训练。1828年德裔古典学家查尔斯·贝克翻译出版了雅恩的《体操论》，在美国推广雅恩的训练体系。这本书将德意志体操体系引入了美国，其中包括17种哑铃动作的指导。那时哑铃已经非常流行，书中哑铃动作的开篇就断言，这种器材"尽人皆知，无须专门描述"。

壶铃与哑铃的主要区别在于形状。壶铃不是把重量固定在一根轴的两端，而是把重量固定在一个把手上。和哑铃一样，壶铃的历史可以追溯到公元前6世纪的古希腊。雅典的奥林匹亚考古博物馆收藏了一个143公斤的石壶铃，上面刻着铭文："毕邦单手把我举过头顶。"类似的训练工具在古代中国和苏格兰也都有记载。

壶铃的现代用法通常可以追溯到沙俄，在18世纪，壶铃被用作市场上称量谷物的砝码。18世纪早期，人们会在农业节日中举起、投掷这些粗糙的器械，甚至用它们玩杂耍。壶铃被系统用于体育训练，主要归功于沙皇尼古拉二世的私人医生弗拉季斯拉夫·克拉耶夫斯基。壶铃训练的效果令沙皇刮目相看，他下令在军队推行壶铃训练，为未来的战斗做准备。随着壶铃训练从军队传入更广泛的民众，这项运动在1948年被定为苏联的民族运动。戏剧的是，直到苏联解体后，壶铃才开始成为一项全球性的运动，苏联运动员和体能教练向世界各地的移民对此功不可没。帕维尔·塔索林就因普及壶铃训练而闻名。他是白俄罗斯的体能教练，最初在苏联特种部队担任体能教官。1998年，帕维尔移居美国，开始执教壶铃，相继在美国海豹突击队、海军陆战队和陆军特种部队工作，之后向大众推广壶铃训练。他的书和带着浓重俄语口音的教学视频，被认为是壶铃在世界各地普及的关键因素之一。

棍棒用作健身工具始于公元前3世纪安息帝国的古波斯战士，他们被称为佩尔万（pehlwan）。为了准备比赛和战斗，佩尔万会随着鼓点挥舞改装过的大型作战棍棒。后来，莫卧儿帝国将挥棒运动带到了印度，在那里它得到了更广泛的应用。18世纪末，驻印的英国士兵注意到了印度士兵和警察体魄强壮而健康。他们进一步调查发现，这是用各种木棒进行系统训练的结果。至于后来棍棒在欧美的普及，很大程度上归功于唐纳德·沃克，1834年他的《英国男子锻炼》出版，可以说是19世纪影响力最大的英文运动书籍。在书中，沃克为各种棍棒训练动作提供了详细的说明和插图。

从19世纪到20世纪初，棍棒训练在欧美都很流行，甚至有特地为团体棍棒训练建造的体育馆。在1904年和1932年，甩棍棒两次被列为奥运会比赛项目。但是，到20世纪中叶，经过几十年的发展之后，棍棒训练在印度和中东之外的地区消失了。幸运的是，好东西总会在历史中重现。尽管棍棒训练可能没有自己的"帕维尔"，但它引起了格雷·库克和迈克·博伊尔等多位重磅健身作家的注意，再次在全球流行起来。在2000年，TACFIT的创始人和前综合格斗运动员斯科特·桑农开始生产钢制棍棒——棒铃。

　　与哑铃、壶铃和棍棒相比，杠铃的历史很短。这个词最早出现在法国大力士伊波利特·特里亚的器械清单里。他在19世纪50年代建造的巴黎体育馆中配有"gros halteres et barres a deux main"（双手使用的大型哑铃和杠铃）。早期杠铃的主要问题是不实用，每根杠铃重量固定，意味着需要几十个杠铃来应对不同的训练。即使是米洛杠铃公司在20世纪初销售的"装弹"杠铃也不受欢迎，因为它要耗费很长时间"装弹"来改变重量。

　　最后的解决办法当然是杠铃片，历史学家戴维·韦伯斯特认为这是英国大力士托马斯·英奇首创的。尽管英奇普及了杠铃片，但发明现代奥林匹克杠铃的却是德国人卡斯帕·贝格，并在1928年阿姆斯特丹奥运会上首次使用。

　　简而言之，力量训练器械主要有三种：哑铃、壶铃和棍棒。

几千年来，哑铃和壶铃都与自重训练结合使用，用以训练战士。然而，今天最受欢迎的却是杠铃，它的历史不到100年。为什么？答案跟我们的自负有很大关系。

杠铃的功能性并不够强，所以今天的战士们——综合格斗运动员和特种部队士兵——仍然喜欢自重训练和小型手持器械训练的组合。两只手握住一个完全对称的物体，就可以举起惊人的重量，世界硬拉纪录已经超过500公斤；而且杠铃对增肌有惊人的效果，看看今天的健美运动员就知道了。

但我们为更大的重量付出的代价是功能性的降低。杠铃要足够长，才能有足够空间把杠铃片固定在两端，而且还要让训练者双手都能舒服地握住，这就是为什么奥运会用的杠铃超过2米长。它的长度和结构决定了一旦被握在手上，它就只能向上方移动。然而，我在2020年11月给CrossFit首席执行官埃里克·罗扎的公开信中指出，这并不是理想的状态：

> 当我们将物体从地面举到髋部，甚至肩部时，这样受限的运动模式也许还可以被人接受，但当我们开始用双手把物体从肩部举过头顶时，这明显背离了自然的运动模式。CrossFit对深蹲、硬拉和推举重要性的解释很有启发意义——"从坐姿站起来""从地上捡起任何物体""有机会掌

握一些基本肌肉运动募集模式"。

　　所有的运动都能让我们掌握肌肉运动募集模式。CrossFit 的动作本应该最接近日常生活的肌肉运动募集模式。

　　塞雷娜·威廉姆斯击出时速近200公里的ACE球，康纳·麦格雷戈左手蓄势待发打出致命一拳，汤姆·布雷迪跨越全场完成达阵，除了是各自运动项目的传奇人物之外，他们还有什么共同点呢？他们做的动作都是以单腿为轴，快速旋转身体，向前方释放出巨大的力量，而不是用单手向上方发力。这是自然的运动。目前，在CrossFit中还看不到类似的动作。

　　我们需要在自然的运动模式与举起最大重量之间找到平衡，我们对杠铃的使用已经走向极端了。最突出的问题是杠铃动作与肩关节的结构不匹配。肩关节是球窝关节，可以做旋转动作，比如投掷石头或用刀刺。相比之下，杠铃只能向上推举，这种运动模式在采猎者的生活中十分罕见，甚至不存在。重复的过头推举也是肩关节撞击综合征的主要病因之一，这种损伤在奥运会举重运动员中很常见。

　　比起杠铃，我更喜欢用棍棒训练，其中一个原因是用棍棒可以做出人体适应的所有动作，特别是投掷和打击，这些动作在今天的体育运动中相当常见，但是杠铃却无法做到。

劳逸结合

运动

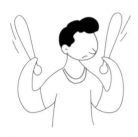

活动
每天进行短期高强度运动；活动身体，移动你身边的物体

休息
每天通过轻柔的动作动态恢复；尽量少用放松设备

我们今天的运动模式带来了大量的问题，这些问题不能通过简单的"多运动"来解决。人类学家追踪了采猎者的运动模式，并将其与城市居民的进行比较，他们发现：这两群人的步数和能量消耗并没有多大差异。这个结果相当有趣，也是我不推荐使用这些量化指标的原因。数字掩盖了动作质量和动作丰富性的巨大差异，这些才是我们当前需要关注的事情。穿着带衬垫的鞋在平坦的人行道上走一万步，与穿着平底鞋或赤脚在森林小径上走一万步相比，身体的运动量完全不同。同样，在椭圆机上消耗1000千卡，和消耗1000千卡捕猎、处理、烹饪动物也完全不同。我们迷恋的数字只会带来虚假的成就感。

　　适合我们的运动模式是每天在长时低强度的恢复性运动之间穿插短时高强度运动。

1. 每天进行短时高强度运动

　　运动不需要持续1小时，也不需要去健身房。如果我很忙，一天只有4分钟的运动时间，我会选择在家里做一组自重塔巴塔高强度间歇训练（8组波比跳或深蹲，每组持续20秒，组间休息10秒），这比去健身房的跑步机上匀速跑1小时更有益。

　　但通常情况下，没时间运动只是借口。许多世界顶尖的商业和政治领袖每天仍然能抽出30~60分钟来运动。如果巴拉克·奥巴马和沃伦·巴菲特都能抽出时间，你肯定也能。

　　你应该做什么类型的高强度运动呢？放飞你的想象力。乔治·埃贝尔是我最喜欢的教练之一，他在1909年出版了《自然体育教育方法》，其中强调了10类运动的重要性——走、跑、跳、攀登、举、投掷、爬、平衡、游泳和自卫。只要我们还有四肢和大脑，这些运动对健康的重要性就不会降低。登上一座山，游过一个湖，背起一个人带他去任何地方。健身房是你的敌人，多样的运动才是你的朋友。

2.移动身体和身边的物体

自重训练和负重训练的比例该怎么定？没有直截了当的答案，因为这受你的天赋和你过去训练模式的影响。在决定如何分配训练模式时，你可以先考虑以下3个简单的问题：

（1）在紧急情况下你跑得快吗？

我说的不是马拉松。在现实生活中，你可能需要快速到达某地，最远距离差不多是1600米。

那么这1600米你应该跑多快呢？对任何人来说，8分钟都是一个好的起点。美国心脏病学会认为，这代表着你拥有"最佳的心血管健康"，心脏病的风险也大大降低。但如果用更严格的标准，我认为跑进6分钟（这个成绩落后世界纪录不到50%）并且全程都尽全力跑才代表真正的健康。

（2）你能背起别人吗？

背起别人是你可能遇到的情况，它甚至会决定生死。那么，你能轻易地把别人背起来并移动吗？你的目标应该是能够背起一个体重与你相同或更重的人走500米。

（3）你能使自己脱离危险吗？

换句话说，你能做一个完整的引体向上吗？这也是一个具有现实意义的问题。在生活中遇到危险时，这种能力可以帮你翻上悬崖或越过墙壁。

如果以上任何一点你都做不到，那么你需要丰富自己的每周运动计划。如果你只能做一到两点，那么看看如何调整运动方式来实现三点。

3. 每天通过低强度运动主动恢复

不是只有高强度运动才能带来健康。根据有关报道，百岁老人都有一个共同点：花很多时间在户外散步、做园艺、钓鱼和跳舞等舒缓的活动上。到目前为止，还没有哪个百岁老人把上健身房作为日常生活的重要事项。这并不是说运动毫无用处，只是我们大大忽视了每天长时间的持续活动所发挥的作用。

4. 尽量减少使用"舒适设施"

这就引出了最后一点：尽量减少使用任何能让生活更舒适的东西。虽然从表面看这是一个巨大、不必要的牺牲，但无法活动的关节对健康的危害既真实又可怕。

关键是你需要花时间过渡。如果你已经在柔软的床垫和蓬松的大枕头上睡了20年，直接换到木板上睡觉可能对你弊大于利，比如你得花几个小时才能入睡，第二天起床腰酸背痛，很难再做任何有效的运动。请逐渐过渡到较硬的床面，并逐渐降低枕头的高度。我们的目标是尽量睡在硬床垫上，枕头的厚度不超过叠起来的毛巾。

同样的方法也适用于解放脚趾，恢复足部健康。如果你穿了几十年的跑鞋，你的脚不可能强壮到可以赤脚奔跑。刚开始你可以赤脚走路和赤脚慢跑。逐渐从带厚衬垫的跑鞋换到平底跑鞋，再到完全赤脚。改变跑步的路面也能帮助你过渡，如果你的脚在草地或沙地上跑得很痛，那么你肯定还没有准备好在水泥地上跑步。

运动教练埃尔万·勒科尔曾在自己的Instagram上发布了一张黑白照片，上面是一群人坐在树上看棒球比赛。这张照片旨在展示我们的自然运动实践倒退了多远。我记得自己看着那张照片，惊讶于其中的每个人都是那么的健康而平静。那感觉就好像爬上一棵树，在树枝上休息是最自然不过的了。第二天，我去家附近的公园散步，发现了一棵很健康的树，就爬了上去。我想看看坐在高高的树枝上自己是否也能那样平静。我没能找到答案，因为刚爬到高处的树枝上，公园保安就一脸忧心忡忡地叫我下来。

　　自然运动变得如此罕见，以至于被认为是不正常，甚至不安全的。过去几年在不同场合，我曾被禁止在公园的草地上爬行，在健身房赤脚举重，在户外锻炼场地挥舞木棒，还有在公开海域游泳，理由都是这些活动太过危险。我们的祖先会如何看待这些规定呢？

　　是时候逆潮流而动了。所有动作都有风险，但最危险的不是爬树或在海里游泳，而是静止不动。成为高贵野蛮人的第三步，是重拾短时高强度运动，并在其余时间享受恢复性的低强度运动，就像从前的人类一样。

常见问题解答

1. 我真的需要不再坐在椅子上吗？ 我需要减少使用"舒适设备"到什么程度？

　　这个问题我只能鼓励你用常识思考。我不认为我们能很快放弃使用椅子，这跟让所有人都完全不再吃糖一样不现实。事实上，不坐椅子和不吃糖往往是相辅相成的。

　　只要有机会，就不要坐着。当你去餐馆吃饭或参加商务会议时，其他人都坐着，你一个人站起来、蹲下或走来走去可能会有些尴尬。所以这时候就放松一下吧，享受坐在椅子上的奢侈体验。然而，当你一个人读书、用电脑办公或看电影放松时，你就得约束自己变换不同的休息姿势。

2. 我仍然不知道自己应该做哪些类型的运动，能举点例子吗？

我已经给出了一系列关于运动和休息的建议，但也有意没有给出明确的限定，不是因为我没有自己喜欢的日常运动，而是因为有太多运动模式都有益于健康，所以我不想让自己的个人喜好过多影响讨论。我相信，世界上有的渔夫、牧羊人和木匠的身体状况和我一样好，甚至比我更好，因为我做的只是他们日常工作所需的一系列动作。

我自己的日常安排仅供参考：醒来后做30分钟舒缓的瑜伽练习；下午晚些时候做30～60分钟的高强度运动，结合自重训练和壶铃、棒铃等简单的手持器械；一天中尽可能多做低强度运动，比如骑车、散步、与家人游戏等。当我练习壶铃和棒铃的时候，我每天都会专注于几个动作，但都会包括上半身和下半身以及矢状面和冠状面的运动。虽然练习动作时我把自己逼得很紧，但在每次训练结尾我都会留出时间来享受乐趣——发挥想象力把多种动作组合起来，形成一套完全随机的动作流动。我有一条原则：如果有空骑车就绝不开车，如果有空步行就绝不骑车。

3. 我需要分部位训练吗?

不需要。如果你是一个追求健康的普通人，安排训练的方法应该是每天专注于不同类型的运动，而不是在不同的日子训练不同的肌肉群，比如周一自由潜水、周二跑障碍赛、周三攀岩、周四举沙袋等。每天都应该进行全身训练，一天只训练身体的某个部位并不顺应自然，这个概念是20世纪60年代使用类固醇的健美运动员想出来的，他们发现这种训练技术可以助其最高效地增肌。除非你也打算成为一名职业健美运动员，否则分部位训练既无必要也不自然。

4. 我需要多少肌肉? 理想的体脂率应该是多少?

我鼓励人们关注自己的运动能力，而不是外表。如果你解决了前者的问题，后者的问题就会自行解决。也就是说，如果你能在6分钟内跑完1600米，能背起与自重相当的重量移动500米，能做引体向上，那么你就够健康了，自然会有健康的外表。假如你没有足够的肌肉力量来完成这些事情，加强训练自然会让你的肌肉增大。同样地，假如你因为肥胖而无法完成这些事情，那么养成好的饮食习惯并坚持运动，你自然会减掉过多的脂肪。如果你的运动能力很不错，你的外表就会好看，如此简单。

5.CrossFit 有益健康吗?

尽管我认为CrossFit有一些不足，但CrossFit还有很多优点，绝对属于健康的运动方式。我有CrossFit一级教练证书，经常做CrossFit训练，也有很多志同道合的朋友是优秀的CrossFit教练，他们激励着成千上万人过上更健康的生活。

但请注意别把自己逼得太紧。我坚信休闲运动员才是世界上最健康的人，而不是职业运动员。如果你在做CrossFit训练，但发现自己不喜欢它，那么可以减少训练量或尝试别的运动。

冷与热

舒适是你最大的敌人。寒冷才是你热心的朋友。

——维姆·霍夫

在放弃了采猎生活方式后，我们的健康受到了影响，但相关的研究最常忽视人与环境的关系。这很容易理解，我们的健康观念长期以人体形象为中心，从记事起，人们的注意力就一直集中在营养和运动上。我认为，就算没接触过任何研究，每个人都能或多或少感受到昼夜节律与健康相关，因为我们都体验过一夜无眠后身体的难受。但是温度变化呢？人们对它的重要性缺乏基本的认识，更不用说它对健康的影响了。有多少人会记录自己暴露于高温和低温下的情况，或训练自己耐热和耐寒的能力？又有多少人会认为让自己时常处在高温和低温环境中很好？

客气地说，健康指南中完全缺乏与环境接触的内容。我们不只忽略了高温和低温环境的益处，大多数人还主动避开这样的环境，为的是少生病。我们从小就被告知不要在烈日下跑步，以免脱水或中暑；冬天要穿得暖和，以免得流感。这些建议反倒成了自我应验的预言——我们越是避免暴露于寒冷或炎热的环境中，身体就会变得越虚弱，也就越容易得病。这就好比建议你不要举重，以免练习时损伤你的背。人体天生就适合负重，也适合应对剧烈的温度变化，只有经常经历温度变化，才能预防身体功能退化和疾病。避免暴露于寒冷或炎热环境中的传统观念忽视了自然选择的生活方式，迎合了我们追求舒适的本能。

　　我们没有把自己暴露于高温和低温下的天性，这样做也不是为了追求美观，还没有得到官方或民间资料的支持，因此毫无意外，大多数人目前生活在温度变化很小的稳定环境中。如今，我们90%的时间都待在室内，室温全年都被维持在20摄氏度左右。打开水龙头，水也会被加热到舒适的温度。冬天偶尔去自然界中冒险，我们也会用几层衣服盖住全身，夏天则尽可能躲避炎热。直接接触自然环境已经变得非常罕见，大多是偶然发生的。

　　但与环境失去联系已经成为一个严重的问题。在不久的将来，人们可能会认识到，缺乏变化的温度也是巨大的健康风险，就像单调的运动和饮食一样。本章将解释人类健康的三大谜团：我们为什么会在冬天变胖？我们为什么会经常生病？我们的免疫系统为什么会攻击自己的身体？通过回答每个问题，我会揭示不仅高温和低温环境不会危害健康，适应它们反而对保持健康起着关键作用。

我们为什么会在冬天变胖？

你可能认为这是一个简单的问题，算不得一个谜团。冬天的白天更短、更冷，所以我们选择少出门，运动量自然减少。寒冷的天气也给了我们增加食量的理由，因为需要额外的能量来产热，并囤积脂肪用于保暖。因此，在冬天变胖是非常正常的，这也解释了为什么春天总有那么多减肥广告。当天气开始变暖时，我们努力减掉多余的脂肪，这样在夏天穿泳衣的时候还能展示好身材。道理就是这样的，对吗？

不对。这种想法有一个主要的问题：它与人类过去200万年的生存方式相矛盾，也不符合其他哺乳动物体重变化的自然周期。与流行的观念相反，在冬天变胖并不"自然"，这是现代人特有的。直到大约50年前，按照自然周期，包括人类在内的所有哺乳动物都是在冬天减脂。哺乳动物在一年中最瘦的时候是冬天结束时，这时身体储存的脂肪已经消耗到最低限度。在春天，体重又开始增加。这和现代人的周期正好相反。

考虑到这是一个预设好的周期，由激素驱动，并已经过数百万年的进化，这种异常现象就更加奇怪了。能量代谢和脂肪储存遵循季节周期，与温度和日照时间的变化相协调。因此，很难解释现在大多数人在气温降低、白天变短的时候体重增加的现象。打破体重变化的自然周期需要付出超常的努力，只有切断与环境的联系才能做到。我们在冬天变胖并不是因为身体想储存更多的能量，而是因为身体失去了对季节的感知。

在室内供暖系统出现之前，天气转冷时我们会变瘦，因为身体必须消耗能量来产热。当没有其他选择的时候，身体能够产生的热量是十分惊人的。20世纪50年代，人类学家H.T.哈梅尔研究了澳大利亚中部沙漠地区的原住民，他发现，即使气温低于0摄氏度，这些部落的人也可以整个冬天不穿衣服睡在外面。在非洲喀拉哈里沙漠的桑人中，人类学家也观察到类似的现象。关于耐寒能力最离奇的故事，可以追溯到1620年早期欧洲殖民者遇见北美洲原住民的时候。在新英格兰简陋的房屋里，殖民者在严冬中瑟瑟发抖，不知道自己还能在这片异乡的土地上活多久。你可以想象，在3月一个大风天，一个高大、长发飘飘的原住民只围着一块腰布随意地走进殖民者的营地时，他们有多震惊。殖民者后来发现，这是当地万帕诺亚格人全年的常规衣着。

一个适应寒冷且与环境保持接触的人，会激活褐色脂肪组织（BAT）来应对冬天的到来。BAT是身体中唯一只用于产热的组织，它通过燃烧白色脂肪组织（WAT）来产生大量能量。

所有人出生时都有大量的BAT，并拥有保持它的潜力。刚出子宫时，婴儿的体表面积与体重的比例相对较高，所以比成人散热快得多。由于肌肉很小，他们不能依靠颤抖性产热取暖，而是依靠WAT形成的隔热层和BAT形成的高产热区。随着年龄的增长，我们开始减去多余的WAT，但BAT的变化取决于暴露在低温下的时间。1981年，芬兰的一项研究比较了室内和户外两组体力劳动者身体BAT的含量。研究发现，主要在户外工作的劳动者体内的BAT含量非常高，与野生哺乳动物的相似。这是一个健康的提醒：人类在地球上存在的99%的时间里，与野生哺乳动物并无不同。

事实上，不仅BAT能让我们取暖，身体的肌肉细胞也能产生大量能量，只要我们训练自己就能做到。传奇的荷兰极限运动员维姆·霍夫，绰号"冰人"，鲜有人比他更能适应寒冷。他有20多项世界纪录，包括全身与冰接触1小时52分钟和穿着短裤登上珠穆朗玛峰。2010年，霍普曼等人的研究表明，当暴露于低温下时，维姆·霍夫的代谢率会惊人地提高3倍。维姆有一个同卵双胞胎安德烈，他的BAT含量和维姆差不多，但抗寒能力却远不如他。如何解释这种差异？荷兰研究者利希腾贝特发现，普通肌肉可以在适当的环境下转化，并过度激活细胞线粒体，以完成与BAT相同的产热过程。换句话说，当暴露于寒冷中时，维姆·霍夫可以把他的整个身体变成一台强大的发热机器，而人类学的证据表明，这是我们所有人过去都能做到的事情。

我们不再暴露于寒冷中，因此失去了强大的产热能力，这就是今天大多数人在冬天变胖的原因。这为理解肥胖危机提供了一种全新的视角。假设你在冬天体重增加3公斤，这在今天很常见，你觉得这没问题，到了春天就会瘦回来。然而当春天来临，身体分泌的激素会发出储存能量的信号，你发现自己很难达到减重目标。几年过去了，尽管你尽最大努力"为夏天瘦身"，但你每年冬天都比前一年更重一点，这与今天在人群中观察到的体重增长模式惊人地接近。如今，体重的季节性变化和肥胖一样异常，因为它与我们本该顺应的自然周期相矛盾。

虽然产热绝不是冷暴露带来的最大好处，但它是一种潜在的求生能力，野生哺乳动物发挥这种能力在冬天保温，同时消耗多余的脂肪。虽然不必从今年冬天开始就在户外裸睡，但我们应该明白在冬天长胖是完全不正常的，并要开始重新与环境建立联系。

我们为什么会经常生病?

如果一只动物因为"病"得太重而不能"工作",会发生什么?这不会发生。在庞大而恶劣的自然环境中,没有动物会生病。它们要么战斗,要么死亡,没有什么中间选择。那么,在日本这样一个以健康著称的国家里,为什么企业雇员平均每年会请18天病假呢?何况,与大多数发达国家相比,每年18天实际上是很短的。

当然,营养不良和缺乏运动常被认为是原因,但另一个被忽视的因素是我们缺乏与环境的接触。

我们有能力应对巨大的温度变化。根据吉尼斯世界纪录,有史以来最热和最冷的马拉松比赛之间相差了94摄氏度。最冷的马拉松比赛是在俄罗斯鄂木斯克举行的西伯利亚冰上半程马拉松,2001年的比赛最低温度为零下39摄氏度。最热的马拉松比赛是美国加州的恶水超级马拉松(起点死亡谷,终点惠特尼山),2011年的比赛最高温度达到了55摄氏度。

但这种与寒冷和炎热环境接触的机会正在变得日益稀少。我们一生都生活在一个变化很小的稳定环境中,因此丢失了只有在高温和低温环境下才会发生的重要生理变化。高温有助于解毒,因为汗液会将铅、汞、镉、砷等物质排出体外。高温对可是教练，如果我开始洗冷水澡不会生病吗？

不会。当你的身体受到病原体攻击时，才会生病。这和寒冷并没有关系。

 那为什么冬天生病的人更多呢？

当空气寒冷干燥时，流感病毒更容易传播。此外，由于缺乏维生素D，人体免疫系统在冬天会变弱。

 那冻死了怎么办？我洗冷水澡就不会发烧吗？

除非你做得太过，比如试图打破维姆·霍夫的冰浴世界纪录。担心洗冷水澡会发烧就像担心举重会把脊柱弄断一样。如果你经常做，不但没有危险，反而有益健康。

 那么，我该如何开始训练自己适应寒冷呢？

这和我们练习举重的方法一样。从简单的开始，循序渐进。练习洗冷水澡，你可以先尝试在热水澡结束后冲30秒凉水。然后慢慢增加时间，直到你可以洗3～5分钟的冷水。

 我明白了。还有别的要注意吗？

记得保持呼吸。

促进淋巴系统循环也至关重要，淋巴系统是免疫系统的一部分，负责运送白细胞到全身，帮我们对抗感染。

那么低温呢？寒冷引起的人体生理变化比其他任何极端环境都多。这就是为什么维姆·霍夫喜欢称它为热心的朋友。

首先，寒冷会让血管的肌肉得到锻炼。我们在健身房用二头弯举和卧推训练的肌肉类型虽然有助于提升外表，但这些表层的骨骼肌对抵御疾病用处甚微。而平滑肌的健康对抵御疾病很重要。平滑肌是由自主神经系统控制的不随意肌，存在于所有器官系统中，如胃、膀胱和血管。当身体经历冷暴露时，平滑肌收缩以限制血液流向身体外周，这是所有哺乳动物的一种自然反应——潜水反射，为了延长动物在水下生存的时间。我们今天仍然拥有这种反射，这表明在不久以前，通过血管收缩将血液集中到核心器官的能力对人类的生存仍至关重要。不幸的是，当我们未能触发这种反射时，血管的肌肉就会逐渐变弱，这可能带来致命的后果。今天，循环系统疾病差不多占全球人口死因的近1/3。

其次，寒冷可以模拟人体免疫系统受到的攻击，帮助免疫系统事先为真正的攻击做好准备。暴露于寒冷中不仅会激活白细胞，还会激活交感神经系统（控制战斗或逃跑反应）。芬兰研究人员对一组浸冷水（每天在略高于冰点的水中泡20秒）3个月的妇女进行了跟踪调查，发现她们在冷暴露几分钟后，去甲肾上腺素的水平会上升两到三倍。去甲肾上腺素是一种神经递质和激素，对身体有很多作用，包括加快心率和呼吸。浸泡在冷水中能引发急性压力，有助于提高身体应对疾病等有害刺激的能力。

当我提倡冷暴露时，遇到的最大阻碍是人们普遍认为如果受寒就会生病。这很容易理解，因为流感季是在冬天，长时间暴露于寒冷中也确实有危险，甚至是致命的。不过，细节才是关键。

现有证据并不支持短期或长期暴露于寒冷中会导致疾病的感染率增加。1968年，《新英格兰医学杂志》上发表了一项著名研究。研究者诱导44名无抗体志愿者感染15型鼻病毒，将他们分成两组，一组暴露于寒冷中，另一组作为对照组。研究者测量了两组的疾病严重程度、白细胞反应、上呼吸道菌群和抗体反应，结果表明"冷暴露对被试者对抗鼻病毒感染的能力没有影响"。

因此，冷暴露并不会使你更容易生病。我们应当记住这一点，并不断向恐惧寒冷的人解释事实。冬季是流感季，纯属一个不幸的巧合，它与两个独立的因素有关：当空气干燥、冰冷时，流感病毒更容易传播；在寒冷的天气中，由于缺乏日晒，人体的维生素D水平下降，进而导致免疫系统变弱（这也表明应该全年都进行全身日晒）。

事实上，纵向研究和实验室研究都已经证实了冷暴露的免疫刺激作用。荷兰一项著名的大型研究证明了冷暴露的好处。3000多名被试者被分成4组，第一组先洗热水澡，之后冲30秒冷水，第二组在热水澡后冲60秒冷水，第三组90秒，而对照组只洗普通的热水澡。这样持续3个月后，研究人员发现，冲冷水的3组人自我报告的病假天数减少了30%。

当被问到冷暴露如何降低生病的概率时，首席研究员布伊泽给出了一个非常诚实的回答："冲冷水的被试者报告身体不适的平均天数与普通洗热水澡的人一样多。但他们要么症状更轻，要么感觉精力更充沛，所以他们能更好地度过生病的过程。"

布伊泽的话没有削弱这项研究的结论，他的解释反而使定期冷暴露的论点更有说服力。从进化的角度来看，受到病原体攻击再正常不过，生病的时候不舒服也很正常。不正常的是，一点小病就让人虚弱不堪。如果我们持续用冷暴露刺激免疫系统，就可以避免这种情况。

我们的免疫系统为什么会攻击自己的身体？

在人体可能出现的所有问题中，没有什么比自身免疫性疾病更让我害怕的，它指身体的免疫系统攻击自身的健康细胞和组织。这就像你雇了一群保镖，有一天他们决定转身朝你而不是敌人开枪。

自身免疫性疾病包括100多种已知的情况，包括1型糖尿病、类风湿性关节炎、红斑狼疮和多发性硬化等。随着此类疾病的患者数量持续上升，医疗机构开始认识到免疫系统功能异常的流行。"2500万～5000万美国人都患有某种与免疫系统功能异常相关的疾病。"克利夫兰诊所法森迈尔临床免疫学中心的主任伦纳德·卡拉布雷斯说道。其症状包括关节痛、反复发热、皮肤问题、疲劳、腺体肿胀和胃肠道问题。

自身免疫性疾病的患者人数正在迅速增加。美国国立卫生研究院（NIH）的科学家进行了一项研究，并于2020年4月在网上发表。该研究调查了美国人口中抗核抗体（ANA）的分布情况，它是自身免疫性疾病最常见的生物标志物。研究人员发现ANA的阳性率在过去25年间增长了50%。

更可怕的是，我们既不知道问题的原因，也没有有效的治疗方法。最常见的理论认为，有特定遗传背景的人容易出现免疫系统"失灵"，加之环境因素（如感染或毒素）的触发，便引起了自身免疫性疾病。但大多数病例都找不到触发疾病的因素。在特定人群（如家族，甚至同卵双胞胎）中，也不清楚为什么有些人会患病，而另一些人不会。

由于缺乏对病理的充分了解，治疗自身免疫性疾病一般只能用药物抑制患者的整体免疫反应。但这并不能解决问题，而只是压制了问题。在最坏的情况下，治疗甚至会使情况更糟，抑制免疫系统会增加患者的感染风险。

与前两个问题一样，自身免疫性疾病让人难解的地方在于，它似乎是人类独有的，尤其是现代人类。自身免疫性疾病在自然界中很罕见。在野生动物或自然饲养的动物身上，身体绝不会自我攻击。在人身上也不应该发生。自身免疫性疾病的大流行反映出，我们缺乏刺激的身体与环境之间已经彻底脱节。这就好像现在身体需要应对的外部威胁太少了，以至于储存的所有能量都被用来对自己造成破坏。

我认为缺乏与环境的接触是自身免疫性疾病的根源之一，理由有二。其一，冷暴露是引发急性压力的主要方式，而这种压力通常被认为对免疫系统有益。其二，尽管研究仍处于初步阶段，但有迹象表明，冷暴露可以有效治疗自身免疫性疾病。

现在让我们花点时间谈谈压力。当我们察觉到有威胁时，身体就会自动开始准备，调整内部状态，以对抗威胁或逃离威胁（战斗或逃跑反应）。战斗或逃跑反应是由交感神经系统驱动的，会刺激肾上腺分泌儿茶酚胺（包括肾上腺素和去甲肾上腺素），进而引起心率、血压和呼吸频率急剧上升。这种调整非常快速，会短暂地增强力量和速度，以应对当下的紧急情况。如果面对真正的生死关头，在威胁消失后，身体可能需要20～60分钟才能恢复常态。如果你玩过蹦极，跳进过冰湖游泳，或者参加过真正的战斗，就会明白我在说什么。

但这种类型的压力正在变得越来越少。没有捕食者，没有敌对部落，没有人强迫我们做疯狂的事情，大多数人要么处于完全放松的环境中，要么更糟，处于长期的中度压力中——不足以引发战斗或逃跑反应，但也不能让血压、心率和呼吸频率恢复正常。工作的截止日期，即将到来的项目评估，或者源源不断的账单都可能引起中度压力。

诱发战斗或逃跑反应，需要迫在眉睫的威胁。因此日常工作和锻炼都不太可能满足要求。尽管你讨厌去健身房，但除非你一到那儿就被私人教练袭击，必须为自己的生命而战，否则最多只能忍受锻炼时的不快，而不会真正害怕生命有危险。冷暴露是离开幸福"温室"、引发急性压力仅存的几种方法之一。

冷暴露引起的战斗或逃跑反应有助于缓解炎症，炎症是自身免疫性疾病的基本要素之一。当全身炎症达到一定程度时，在环境因素（如病毒或寄生虫）的触发下，自身免疫才会造成疾病。虽然自身抗体（错误地攻击人体自身组织或器官的抗体）

通常是诊断自身免疫性疾病的关键指标，但并非所有检测到自身抗体的人都有自身免疫性疾病。功能医学医师里奥·加兰解释道："一些最常见的自身抗体只在出现全身炎症时才会造成损害。"

全身炎症是如何形成的呢？虽然炎症在健康领域往往含有贬义，但别忘了，炎症本身是身体的自我保护措施。炎症反应是组织或器官受到局部损伤、有毒物质或致病微生物等有害刺激时的反应。启动康复过程需要一连串复杂的免疫机制，通过各种免疫细胞、化学介质、促炎性细胞因子、类花生酸和急性期蛋白的作用，以防止组织进一步损伤并最终完成组织的修复。只有当这一连串免疫机制都无能为力时，问题才会出现——全身炎症。

通过引起人体内的物理和化学反应，冷暴露有助于减轻炎症。运动员会利用寒冷收缩血管以减轻炎症。几十年来，运动员一直使用冰袋治疗损伤，通过减少伤处的血流量来缓解肿胀和炎症。冷暴露也有助于产生一些化学物质，减轻炎症反应。对大鼠的研究表明，冷暴露会提高抗炎介质的表达，同时抑制促炎细胞因子。

维姆·霍夫演示了冷暴露对人体的抗炎作用。在2012年进行的第一项此类研究中，研究者在维姆全身冰浴80分钟后采集了他的血液，然后将细胞培养的血细胞接触一种细菌内毒素（脂多糖），这种细菌内毒素会引发身体强烈的炎症反应。研究者比较了维姆与对照组112人的血细胞，发现了维姆血细胞的促炎细胞因子反应显著减弱，而抗炎信号却在增加。

为了排除维姆·霍夫只是个案的可能性，研究人员进行了一项后续研究，将30名健康男性志愿者随机分为两组：第一组的18名人员与维姆一起接受为期10天的冷暴露训练，第二组的12名人员则不接受任何训练。10天后，两组人员均静脉注射前述研究中使用的细菌内毒素。结果十分惊人：即使只经过如此短的训练，第一组人员的肾上腺素水平还是更高，血液中的抗炎分子数量也更多。与对照组相比，他们的发热等症状要少得多，皮质醇水平恢复正常的速度也快得多。

虽然研究仍处于初步阶段，但已经有证据表明，冷暴露不仅能缓解慢性炎症，还能治疗多种自身免疫性疾病，包括类风湿性关节炎、克罗恩病和帕金森病。众所周知，对个案的过度解读存在风险。没有两个人是完全一样的，当最常见的症状是（自我报告的）疼痛时，安慰剂效应可能发挥了很大的作用。然而，我认为下面的故事仍然值得一提，因为它抓住了自身免疫性疾病的全部四个要点：遗传背景、未知的环境触发因素、无效的药物治疗，以及可以简单地通过改变人与环境的关系治疗疾病。这个故事的主人公是亨克·范登贝赫。

亨克出身铁匠世家，他在荷兰小村布拉里克姆出生长大，他们家族的铁匠铺是那里最著名的地标之一。当他还是个孩子的时候，母亲因类风湿性关节炎致残，57岁就去世了。尽管亨克有一个正常的童年，但在他24岁的时候灾难同样降临了。他的膝盖毫无预兆地肿了起来，没过几天就几乎不能走路了。从患上关节炎的那一刻起，亨克的生活就陷入了持续不断的疼痛和行动不便中。

在手腕开始肿胀后，医生打算锯掉他2厘米的骨头，以阻止疾病的进展。手术失败了，几个月后，他的指关节也遭了殃，而医生们无能为力。他们只能建议切除更多的骨头，或者使用免疫抑制剂。

"我开始把身体想象成吃豆人游戏，"亨克坦言，"我的骨头就像屏幕上的小豆子，而这种病就像吃豆人一样吞噬我的骨头。"他开始思考早点死去和在床上一动不动地生活哪个更好。

后来有一天，亨克从一个朋友那里听说了维姆·霍夫和他的冷暴露实验。虽然亨克疑惑重重，但最终还是同意去参加一个为期两天的培训。亨克坐在房间的后方，维姆嘴里说出来的每一个字他都不信。他不相信维姆逆转疾病的说法，他觉得冷暴露治疗既恼人又痛苦。第一天还没结束，他就决定放弃并要求退款。

　　但接下来发生的事永远地改变了他的生活。维姆劝阻了亨克，告诉他至少要完成课程才能拿到退款。在第二天，亨克开始重新思考他最初的怀疑，感觉到了一些积极的变化。他突然灵光一现，打算试一试冷暴露疗法。

　　从那天起，亨克每天早上6点15分开车到村外的一个淡水湖，把自己的脖子以下都浸到水里，感受寒冷。经过两个月的练习，疼痛消失了，食指的肿胀从李子的大小缩到了葡萄的大小。他又能抓住东西，甚至可以回去当铁匠。他的医生从未见过这样的病例。

　　一开始，亨克完全不相信冷暴露，现在，他不仅坚定地相信冷暴露，而且还是维姆·霍夫方法的传播大使，甚至认为维姆拯救了他的生命。2013年，亨克光着上身，只用46小时就登顶了乞力马扎罗山，他的身体恢复到了一个全新的水平。任何人拥有这样的运动能力都足以令人钦佩，更不用说亨克几年前几乎不能走路，甚至想过自尽。

如何为接触寒冷做准备？

　　为什么有的人能若无其事地走进冰湖里，而有的人伸一只脚趾试试水温也像被枪击中了一样反应激烈？区别在于控制呼吸。

　　任何经历过冷暴露训练的人都明白，如果接触寒冷时你无法控制自己的呼吸，就会觉得很难受。反之亦然，如果你学会了控制呼吸，暴露在寒冷中就会变成一种愉悦、灵性的体验。

　　控制呼吸能帮助你忍受寒冷有直接的生理原因，也有一些带着神秘色彩的原因：决心、意志力、信仰等心理因素。这并不是说它们没有科学依据，只是其深层机制并不那么明确。

　　让我们从直接的原因开始说起。在跳入冰湖之前，大多数人都会本能地开始深呼吸，这有不少好处。首先，产热需要氧气，所以血液含氧量越高，产热准备就越充分。其次，根据心肺系统的工作原理，深呼吸会刺激心跳加快，加速全身的血液循环。再次，深呼吸有助于排出体内更多的二氧化碳，从而改变血液的酸碱度。平静时，血液的pH值通常在7.35～7.45。排出二氧化碳会提升血液的碱度，有力的呼吸可以把血液的pH值提高到7.70。在较高的碱度下，痛觉感受器会失去活性，使你对低温的忍受力变好。到目前为止的原因都很好理解。

　　现在让我们来看看更复杂的原因。有意识地控制呼吸的另一个作用是分开躯体神经系统和自主神经系统。身体中的有些生理过程不需要有意识的思考，如消化、心肌收缩和性唤起，它们都是由自主神经系统调节的。另一些过程是完全由意识控制的，尤其是骨骼肌的收缩引发的随意运动，这些是由躯体神经系统调节的。还有一些过程我们可以选择性地由意识控制，比如呼吸。而这就是有趣的地方。

在自主神经系统的控制下，我们的呼吸方式是无比安全的。二氧化碳早在累积到有毒水平之前就被排出了。而早在需要更多氧气产生能量之前，我们就已经在吸气了。随着时间的推移，大脑会根据之前的经历构建出一幅可能发生事件的潜意识地图。因此，如果你现在屏住呼吸，可能会在30秒内就开始感到不舒服。这与实际的屏息安全时间（世界纪录是25分钟）无关，它更多反映了大脑认为的屏息安全极限。如果你开始每天练习屏息，新的神经连接就会形成，大脑便会创建一幅新的潜意识地图，这也是一种训练大脑把控制权交给意识的方法。

我们屏息时的行为在本质上与冷暴露时的非常相似。我们的本能是远在真正的危险来临之前就从疼痛的刺激中逃离。只有通过正念练习，我们才能训练身体创造出一套应对寒冷的新规则，所以呼吸控制如此有用。在应对一种刺激时形成的心理弹性也有助于应对其他刺激。正如《那些杀不死我们的》的作者斯科特·卡尼所言："它似乎是一件小事，却也是一扇通往人类力量根源的窗户。这是身体和思想的交汇点。"

控制自己在受到环境刺激后的无意识反应对提升耐寒能力如此重要，因此控制呼吸是冷暴露练习者需要单独进行的练习。

在维姆·霍夫自己创立和教授的课程中，呼吸是总体方法论的三大支柱之一，另外两个是冷暴露和精神投入。如果你的目标是进行深度冷暴露，那么你必须练习屏息。

练习呼吸控制的最后一个原因是，即使你不相信它在生理或心理上的益处，它仍然可以引起条件反射，让身体产生更多的能量。巴甫洛夫教他的狗听到铃声就流口水，同样地，如果你每次进入寒冷环境时都练习呼吸控制，你的身体就会知道将要发生什么，并开始做相应的准备。这可能不是维姆·霍夫会教的，但自主神经系统的巴甫洛夫条件反射完全有科学依据。

冷与热

我们如何安全又有效地解决环境暴露不足的问题？我将提出两个直接的建议，同时重申另外两个已经提过的建议。

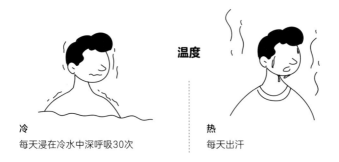

温度

冷
每天浸在冷水中深呼吸30次

热
每天出汗

1. 每天浸在冷水中深呼吸 30 次

这里的冷水怎么定义？只要用水龙头里的冷水（通常在 12～15 摄氏度）就能受到有力的刺激。低于该温度的冷暴露会变得很具挑战性，那样很棒，但可能对你既不实际也没必要。重要的是每天都给身体一个短暂的急性压力。

那这里说的"浸"又是什么意思？在我看来，泡冷水澡和冷水淋浴都算"浸"，两者都很好，但身体的反应略有不同。泡冷水澡会引起更强烈的反应，因为几乎所有的皮肤都会直接接触冷水。然而过不了多久，身体周围的水就会开始升温，形成一个保护层，因此保持水的流动很重要，或者不如直接去湖里游泳。冷水淋浴只覆盖到身体的一部分，但由于水是流动的，水温就不会逐渐变暖。

在浸入冷水之前和之后都要持续做深呼吸。30-30 是很好的经验——浸入冷水前做 30 次深呼吸，浸入冷水后再做 30 次。用鼻子吸气一秒左右，然后用嘴呼气几秒钟，重要的不是具体的时长，而是有意识地控制呼吸。在冷水里，你会本能地加快呼吸，请试着保持冷静，让呼吸尽可能地放松。

2. 每天出汗

汗流浃背会让人精神抖擞，所以请每天保持这样的习惯。

冬天在户外出汗很难，尤其是当你穿得很少的时候，你可能需要在室内进行高强度运动来出汗。蒸桑拿也是不错的选择。

3. 每天至少一小时待在户外

　　户外时间不仅对昼夜节律很重要，也有助于我们保持与环境的联系。无论冷热，每天都应该至少花一小时待在户外，而且最好尽量少穿衣服。

4. "适量"的全身日晒

　　前文讲过，流感在冬季流行的原因之一是免疫系统因缺乏日晒而变弱。因为太阳高度角的变化，紫外线辐射会在冬季减少，如果要生成同样多的维生素D，你就需要更久的全身日晒。这听上去有点可怕，但是请想想澳大利亚的原住民，他们在零下的低温中赤身过冬。

　　17世纪初，殖民者第一次接触万帕诺亚格人，对他们的耐寒能力感到好奇。事实证明，这种能力并不是遗传因素造成的。同时期殖民者的记述表明，当地部落通过训练使他们的孩子变得更耐寒。每年冬天，他们每天都会先把孩子放在雪里，然后才把他们带回家。反复的冷暴露有助于训练孩子适应环境，虽然这种环境常常让殖民者望而却步。

在读完这个奇特的故事后不久，我碰巧带着7岁的孩子去公园练足球。像往常一样，当所有的孩子和足球教练到齐开始上课后，我便投入自己的运动——赤脚跑8000米。那是一个狂风大作的夏夜，我还没跑完1000米，就开始下雨了。多么幸运啊！雨下得越大，我就越开心，我的奔跑也变得越流畅。雨水的清凉消除了暑热，风摇动树木的声音掩盖了所有的噪声，把我带入了一个原始的环境中，在那儿我沉浸在运动里。跑完了最后1000米时我甚至有些不舍，但还是回到足球场去看训练进行得如何。

令我吃惊的是，眼前一个人也没有。下雨后，孩子、教练和家长立即离开了球场，躲进附近的一栋建筑里。因为一些家长认为孩子被淋湿太危险了，所以他们要求停止课程。我抓住儿子的手，直接带他回到雨中玩耍。

我们正沿着一条阻力最小的道路前进，走向一个没有环境刺激的地方。我们的祖先只围着腰布就能穿过雪山，但不知怎的，我们现在甚至不敢让孩子在雨中玩一小时。追求永恒幸福的绿洲只是幻想，而它其实是一张通往疾病和衰老的单程票。成为高贵野蛮人的第四步，是重新接触环境，让身体体验冷水的刺骨和太阳的火辣。

常见问题解答

1. 生活在赤道地区的人们怎么办？ 如果他们无法经历温度的变化，又是如何适应寒冷的呢？

首先，虽然赤道地区全年的气候比温带地区更热，但这并不代表那里没有任何温度变化。在赤道地区，经历白天的酷热后，夜间相对较低的温度会让当地居民感到不适。所以赤道地区的夜晚被称为热带的冬天。例如，亚马孙盆地的圣塔伦（在赤道以南270公里），历史日最高温和最低温分别为35.5摄氏度和19.5摄氏度，日温差为16.0摄氏度。当然，气温也受地理特征的影响，如海拔。尽管位于赤道以南330公里处，坦桑尼亚的乞力马扎罗山仍因高海拔形成了凉爽的气候和高山冰川。南美洲的安第斯山脉也没有大多数赤道地区特有的温暖湿润气候。

其次，我们的祖先从大冰期存活了下来。最近一次大冰期始于大约10万年前，结束于11 700年前，但对于进化来说，这也不过弹指一挥间。在末次大冰期的鼎盛时期，大陆冰盖厚度超过3500米，遍布加拿大、斯堪的纳维亚、俄罗斯和南美洲。全球平均气温下降了5摄氏度左右，一些地区甚至下降了20摄氏度。

简而言之，不是每个人都能像维姆·霍夫那样在冰中坐上1小时，但我相信我们都能安全地洗个冷水澡！

2. 冷疗有用吗?

冷疗是一种使用液氮将空气温度降到极低(零下110到零下150摄氏度)的冷暴露方法。最近,冷疗室开始兴起,几家主要的体育特许经营公司都投资了冷疗室,主要用来帮助运动员从训练中加速恢复。一些名人也开始使用冷疗。

我试过冷疗,相信它的效果,因此不会劝阻别人使用。但我想提几点看法:一次冷疗约90秒,花费可能在500~1000元。它的效果与在冷水中游泳差不多,但后者完全免费。除非你不会游泳或害怕弄湿自己,否则建议你用冷水代替冷疗。

3. 我讨厌寒冷,除了洗冷水澡还有别的办法吗?

我不知道是否有人喜欢寒冷。我认为冷暴露如此有效与它对神经系统产生了强大的冲击有关。虽然这听起来没有多大吸引力,但练习会让冷暴露变得更容易,并且冷暴露之后身体释放的内啡肽会让你感觉很爽,甚至是亢奋。

所以,慢慢来,从30秒的冷水澡开始。总有一天,你会感觉寒冷没有那么糟糕了,而且你迟早会放弃计时,想洗多久就洗多久。

群体与独处

人类必须属于一个社会群体，他们渴望的目标比个人更为宏大。

——E.O. 威尔逊

　　虽然本不该由一个运动教练来写这一章，但它却是全书最重要的一章。人们往往认为健康和体能完全由各种生理因素决定，这种观点相当片面。真正的健康不可能脱离社会因素。在我健康状况最差的时期，并不是我不愿意好好睡觉、吃饭、运动或接触大自然，而是我对生活彻底缺乏热情。当时我感觉不到任何与工作或周围人的联系，因此坦白地说，我对自己的健康毫不在乎。这很可悲，毁坏自己的健康成了我求助的方式。

　　也许你不明白我的感受，或者你没有相似的经历。没关系，这一章将强调心理健康和社交的重要性。也许你觉得上面的话在内心某处产生了共鸣。也许有时候，你也会感到孤独，需要帮助。如果这样的话，那么这一章将激励你去真正改变自己的社交环境以及与周围人建立关系的方式。

孤独和抑郁并不是大脑发生功能障碍的迹象，它们反而表明你的大脑正以自然的方式工作。它们是社交需求没有得到满足的信号，大脑迫切需要你尽早回到社会群体中。

精神疾病流行的原因是，我们变成了没有部落、失去联系的人，而拼命想融入与我们的天性违背的社交网络。过去，人类生活在150人左右的紧密组织中，那时的生存环境极其恶劣，因此紧密合作并非一个选项，而是人类生存下来的唯一方式。在那个时代，互相关心、了解彼此的长处和短处、准确理解彼此的表情和情绪，甚至决定着生死。如今的环境可能完全不同于我们祖先的时代，但大脑和身体仍然以同样的方式工作。社会群体会让我们感受到被需要和被信任，每当我们做一些事来巩固与社会群体的联系，身体就会分泌激素和神经递质，产生幸福感。当我们丢失这种联系时，就会感到孤独和沮丧。

这正是让研究大数据的经济学家和政策制定者感到困惑的地方。从钱的角度来说，我们从来没有像现在这样富有过。如今生活在发达国家的数十亿人，不仅比以往任何时候都更长寿，而且从来不用担心吃住的问题，他们只想着添置更多不必要的东西：汽车、珠宝、衣服和电子产品。他们也购买抗抑郁药物，自杀率却逐年攀升。

这不正常。人类需要彼此才能生存。你听过的最大谎言，就是在这个世界上你只需要自己，而依赖他人是错误、软弱、不光彩的。这个谎言为个人主义者和物质主义者提供了正当的理由。它让你在情绪低落时责怪自己，也让你因为害怕别人会看轻你而不敢求助。

是时候抛弃这种荒谬的自我独立神话了。是时候重新联系你的群体，建立有意义的人际关系，并为你们依靠彼此感到自豪。因为我们需要社会群体才能生存，就像我们需要太阳、土地、食物和水一样。

"我与世界为敌"

不久前，我在社交媒体上看到了一个疯传的视频，据说它是在激励人们健身。视频中，一名健美运动员在灯光昏暗的房间里独自举重，你会听见一个低沉沙哑的声音略带沮丧和愤怒地对你咆哮："我没有很多朋友，但这不会困扰我。如今，朋友和敌人做的事一样。"然后音乐变得更大声、更戏剧化，健美运动员开始盯着镜子里的自己更卖力地锻炼。

我在这个视频被赞了约100万次时观看了它，然后开始思考它所传达的内容。

按我的理解，这个视频的本意是如果你缺乏健康、互相支持的社会关系，你仍然可以成为一个健康的人。你应该学会依靠自己。而它的内涵可能比这更黑暗，它暗示你不仅要努力训练和坚持独立，还要准备好所谓的朋友在背后捅你一刀。这可是一个超百万人观看并赞同的视频。

为了让人们接受这种"我与世界为敌"的思维方式，还出现了三个毫无根据的观念，而且一个比一个更牵强：个体可以独立于周围的人而存在；社会需求不如生理需求重要；依赖他人是错误的。这三者都需要解构。

自我的误区

一次又一次，我们被告知要忠于"自我"，就好像有些想法、信仰和行为是与生俱来的，我们注定要去追求，不管周围的人怎么想。但这个观点错误地假设了自我可以独立于周围的人而存在。举个例子，假设你自认是一个"有创造力、慷慨和外向"的人，这种性格不仅是与生俱来的，而且是你需要保持的。你认为这种"自我"印象是如何形成的？遗传特征可能会使你偏好某些类型的行为，但不管你具有什么样的遗传特征，如果没有社交网络，你甚至无法用语言描述自己，更不用说挑选词汇了。

　　自我的概念是大脑利用从社会中接收的信息形成的，这个过程被称为反射性评价。我们很难通过观察自己来发现自我，获得有意义信息的唯一途径是审视他人。从出生的那一刻起，我们就不断地从别人那里得到关于自己的反馈，不仅有他们说的话和说话的语气，还有非语言行为，只有结合这些信息，我们才能构建出"自我"。

　　最有趣的是，我们痴迷的并认为具有独特智慧和想法的"自我"，实际上是进化的产物——为了确保人类的社会群体能成功生存下来。正如19世纪的哲学家弗里德里希·尼采所说："不管他们怎么想着和说着'利己主义'，大多数人一生都没有为自己做过任何事：他们所做的一切都是为了自我的幻影，他们周围人的头脑中形成了这种幻影，并传递给他们。"

　　自我不过是一个"幻影"，它的存在是为了让社会群体得以运转。这是进化最伟大的诡计，可以说，对于人类占据地球的统治地位，自我比任何技术进步都更重要。因为当我们认为自己在追求个人的目标或倾听自己"内心的声音"时，我们实际上是在为社会群体的利益而行动。

　　因此，真正的战斗从来不是你和世界之间的，而是你和自己之间的。你有一个"自我"，它是由社会冲动构成的，但你天生也有自私冲动。有时，你可能会感到两者之间的分歧，要追随自私的冲动，你需要付出精力。因为社会冲动也是你的一部分，你的"自我"代表了内化的社会的要求。不管是否意识到这一点，你都是社会动物。

马斯洛和需求层次理论

在完全打破了误区之后，让我们把注意力转向另一个概念——"需求层次理论"，它降低了周围人的优先级。

在1943年发表的一篇开创性论文《人类动机理论》中，亚伯拉罕·马斯洛提出了需求层次理论，它至今仍主导着社会学和管理学理论。为了更好地理解人的动机，马斯洛提出，人所有的需求都可以被归入不同的层次。这些层次从食物和水等最基本的具体需求开始，逐级向上发展到更抽象的需求，如最高层次的自我实现。根据马斯洛的理论，当较低级的需求得到满足后，更高层次的需求就会成为我们关注的焦点。社交需求处于中间位置。

在讨论这个理论的问题之前，让我们先来了解它的历史背景。实际上，马斯洛写的是第二次世界大战期间人们的需求，当时成百上千万人失去了家园，面临饥饿和武装冲突带来的死亡威胁。在这样的时期，生理和安全需求自然被视为最优先的选项。

　　但对于今天来说，结合所有的现有研究，马斯洛需求层次理论充其量只是粗略地接近实际情况而已。把社交需求放在生理和安全需求之后有突出的问题：它完全忽略了人形成神经连接的阶段——婴儿时期。由于没有走路和说话的能力，婴儿最迫切需要的不是食物或住所，而是一个照顾者。保持社会联系是婴儿获得食物、水和住所的唯一途径，这就是为什么把社交需求排在其他需求之后是荒谬的。婴儿时期这种对他人百分百的依赖也解释了为什么"妈妈"这个词在每种语言中几乎都是一样的。在世界上最广泛使用的10种语言中，表示母亲的词发音都和"mama"差不多。这并不是巧合——语言学家罗曼·雅各布森解释说，婴儿在被母乳喂养时发出"mama"的声音，就像鼻音一样哼哼唧唧。所以，对世界各地的婴儿（历史上也是如此）来说，"mama"同时意味着"食物"和"照顾者"。从出生开始，我们的生理需求、安全需求和社交需求就是交织在一起的，不受层次的约束。尽管随着年龄的增长，这种依赖会发生变化，但这一关键发展阶段为我们余生的行为都奠定了基础。

　　在婴儿时期我们会因为和母亲分开而哭泣，同样的依恋系统也会让我们对婴儿甚至陌生人的呼救声做出反应。依恋系统会维持一生，因此我们永远无法避免社会排斥或爱人分离带来的痛苦，就像无法避免饥饿带来的痛苦一样。

不要误解，社会因素引发的痛苦和身体层面的痛苦一样真实。脑部扫描显示，两种看似不同的心理过程依赖于相同的神经机制。正如心理学家马修·利伯曼所言："哺乳动物应该意识到是社会威胁'劫持了'生理疼痛系统，从而产生疼痛，为了在一种基本需求受到威胁时提醒我们。"

虽然你可能不会真的死于社会排斥，但孤立无疑会导致死亡，就像缺乏食物和水一样。1979年，伯克曼和赛姆构建了伯克曼-塞姆社会网络指数（SNI），作为社会关系的客观衡量指标，并对其与全因死亡率的关系进行了研究。SNI将伴侣关系、家人和朋友联系、宗教活动以及参加组织和俱乐部的情况等信息综合为一个分数。他们发现，不论健康、生活习惯、肥胖、社会经济地位和医疗保健的状况如何，不良的社会关系会导致死亡率增加2～3倍。

社交对几乎所有生理过程都可以产生积极影响，而孤立则会产生消极影响。社交是如何产生如此深远的影响的呢？

缺乏社交会通过睡眠直接影响健康。感觉孤独的人也会经历微觉醒：从睡梦中短暂醒来。这是本能在提醒你，当离开社会群体时，你会缺乏安全感。虽然第二天你可能不记得了，但这些微觉醒的累积效应会破坏睡眠的恢复作用，进而对免疫系统产生重大影响。孤独者患感冒的风险是有大量密切联系者的3倍。

　　社交对健康行为也有重要影响，它会促使我们选择更好的生活方式。在美国，大约40%的过早死亡与健康行为有关，这些行为包括运动、均衡饮食和遵医嘱等。在社交中我们会逐渐培养出对他人的关心与责任心，促进和鼓励保护他人和自我健康的行为，例如，配偶能监测、约束、调整或推动你的健康行为，从而改善你的健康。

　　相比之下，缺乏社交会给人带来极大的压力，并对健康造成损害。几个世纪以来，绑匪将长期隔离作为一种心理折磨的手段，是有科学依据的。2002年，神经科学家约翰·卡乔波研究了人们在感到孤独时的身体反应，他采集被试者的唾液样本来测量应激激素皮质醇的浓度。结果表明，孤独感会导致皮质醇水平飙升，其程度不亚于你经历一些最令人恐慌的事情时的反应。实验发现，极度孤独带来的压力与遭受物理攻击时的一样大。

　　甚至，社交可以改变DNA。乔·马钱特在《治愈》中指出，与美国人相比，哥斯达黎加人的个人财富只有其1/5左右，每千人口医生数量更少，医疗设施更差，教育程度更低，然而他们的寿命却更长。尼科亚半岛是哥斯达黎加最贫穷的地区之一，那里的居民反而是哥斯达黎加寿命最长的，即使肥胖率和高血压患病率都很高。哥斯达黎加人有更长的端粒，端粒是染色体的末端结构，保护DNA的复制有效进行。有研究表明，如果他们独自生活或没有每周至少见一次孩子，这种端粒优势就会消失。

个人主义与极端个人主义

如今人们不愿意承认自己的社交需求，原因之一是他们认为不应该依赖他人。这是极端个人主义造成的。作为一种意识形态，个人主义的核心思想并非症结所在。相反，它与自由主义、爱国主义等意识形态一样，在塑造人类行为和社会的过程中发挥了重要作用。只有将这些意识形态推向极端时，才会产生荒谬、有害的结论。

个人主义的核心理念——每个人都是独一无二的，拥有自己的权利、兴趣和个性——是当今社会和政治思想不可或缺的一部分。没有个人主义，世界将是一个落后、压抑、令人痛苦的地方。

理性主义、怀疑主义和个人主义引领了17—18世纪的启蒙运动和现代科学的诞生。在人们接受人人都有权形成和坚持自己的观点之前，大部分西方世界都还在宗教和专制的奴役之下。

1633年，伽利略因坚持日心说而受到审判，因为日心说被天主教视为异端邪说。他被判有罪，并在软禁中度过了余生。伽利略的观点不仅依赖科学推理（这在1633年还是一个较新的概念），还与众不同，这就是问题所在。有人认为，即使伽利略是正确的，他提出的观点仍然挑战了当时所有人的信仰和《圣经》，就像他把自己的利益置于社会的利益之上，这是不被接受的。

由于我们尊重个人主义，今天的科学家不会因为自己的观点而遭到逮捕。由于有过惨痛的教训，我们允许每个人提出自己的观点。没有独立思考，创新和进步就不可能发生。我们需要个人主义来遏制系统性的判断错误。

此外，当个人主义的思想最初开始传播时，它并没有导致社会的崩溃。相反，它加强了社会的联结，因为社会变得更加公平、和谐。在每个人都拥有个人权利的观念被接受之前，人的命运基本上是由社会出身决定的。如果不幸生在一个较低的社会阶层，无论你的能力多么出众，工作多么努力，你都将永远被人轻视，还将面临虐待和奴役的威胁。只有在接受人人都享有权利之后，任人唯贤和相互尊重的社会才能形成。在个人主义出现之前，社会组织可能很紧密，但维系它的是恐惧，而非爱。

事实上，17世纪个人主义的兴起，代表着向前农业社会中普遍存在的平等社会群体的回归。采猎者没有社会阶级的概念。每个前农业社会之间肯定存在着差异，但如果说人类学家在它们中发现了什么共同点的话，那就是它们重视每个个体。任何人都可以在任何时候起身离开，加入一个新的部落。当然，每个人的权利都受到尊重，不只是男性才享有权利，前农业社会没有性别歧视。

然而，在大约50年前，尊重个人的概念被推向了极端。人们认为仅仅拥有权利和自由是不够的，每个人实际上也是打不垮的、自给自足的个体。很难确定极端个人主义是何时诞生的，但我们不妨从英国前首相玛格丽特·撒切尔1987年那句臭名昭著的声明开始讲起："没有社会这回事！只有独立的男人和女人，以及家庭……"

几百年前，我们相信只有社会是重要的，个人的权利和需求应该服从社会，而如今，我们站在完全相反的立场上，认为只有个人是重要的，社会甚至不存在。当然，撒切尔的言论是在警告依赖政府福利的趋势，而不是对社会本身的攻击。她所表达的观点，在美国这个最著名的个人主义国家只是既定事实而已。问题是，现在这种观点已经散播到了世界各地。

极端个人主义会使我们对帮助他人感到耻辱。帮助他人，哪怕是陌生人，是一种天性。早在1759年，启蒙运动思想家、经济学之父亚当·斯密就在他的《道德情操论》中谈过这一现象:"不管你认为一个人多么自私,他的本性中显然有一些原则,这些原则还是会驱使他在意别人的命运,并把他们的幸福作为他必需的。尽管他从别人的幸福中得不到任何实际的东西,但他会为此感到高兴。"有了现代科学,我们可以证实这种对别人命运的在意是真实存在的。当我们帮助别人时,身体不仅会释放产生快乐的激素,而且大脑中控制快乐情绪的区域也会同时活跃起来。因此,无论我们将其解释为利他主义还是自私都无关紧要,而关键是进化让我们最终变得乐于助人。但当每个人都依靠自己时,而你却选择帮助他人,这就好像你把自己放上了神坛。今天的人必须隐藏自己的利他倾向,以免显得高人一等,这个荒诞的现实令人不安。因此,如今当人们被问及为什么帮助他人时,他们更多地认为这些行为是为了自身利益,比如"我做志愿者是因为感到无聊""这让我有事可做"等。

极端个人主义的另一个后果是,如今人们认为依赖他人是错误的。人们相信,独自做事是人类的自然状态,也是我们正确的生活方式。人们还认为,作为个体,每个人都应该照顾好自己。这些观念在现代文化中如此根深蒂固,以至于即使在有着几千年集体主义传统的中国,人们也会称赞那些美化孤独的视频,甚至把它们转发给那些情绪低落、缺乏动力的人,以为这会让他们振作起来。

社交媒体悖论

　　社交是人类的基本需求，对健康至关重要，但从许多方面来说，我们的社交正在减少。与50年前相比，今天结婚的人数大幅下降。我们更少做志愿者，更少参加社团，在家招待客人的次数也比以前少得多。在1985年，美国进行了一项著名的调查，受访者被要求列出能谈论重要问题的朋友。最常见的答案列出了3个朋友。在2004年进行的同类调查中，最常见的答案却是0个朋友。

　　有人会反驳，认为这忽略了我们现在通过社交媒体享受的互动。他们认为我们的社交并没有衰落，只是发生了变化。当我坐在这里写作时，快速查看了一下手机，发现我的微信上有3256个"好友"，脸书上有787个。我在抖音上收到了超过100万个赞。对一个人来说，这样的社会联系还不够吗？

　　不够。这就是我所说的社交媒体悖论。就数量而言，我们可能是历史上联系最紧密的一代，但这种互动并没有解决我们的社交需求。事实上，我们在互联网上与陌生人的许多随机互动可能反而是一种压力，并没有让我们变得更紧密。依靠社交媒体来感受爱，就像依靠肯德基获得营养一样——无论你消费多少，它都不起作用。

　　社交媒体最明显的问题之一是它的社交互动规模太大，我们的大脑无法处理。我们能良好地与多达150人紧密互动。猴和猿等灵长目动物的大脑体积与其社会群体的规模之间存在相关性，据此推断，人类维持紧密人际关系的人数自然上限为150人左右。这就是"邓巴数"，以进化心理学家罗宾·邓巴的名字命名，他率先研究了新皮质的大小与团队规模的关系。事实证明，150在人类社会组织中是相当普遍的数字。历史上，它是英国村庄人口和教区教徒的平均规模，也是基本军事单位连的规模。尽管一个人的社交网络可能包括更多的人，但150人代表着能与之维持稳定社会关系（包括信任和责任）的认知能力极限。在这个范围之外的只是点头之交。

　　当超出了这个范围，我们的注意力就会太过分散，社交回报也会相应减少。恕我直言，我几乎记不得社交媒体好友列表中一半的人，更不用说把他们当成在重要事务上值得信任的人了。通过社交媒体的好友数量或点赞数量来判断社会联系的多寡，会让我们对社会群体产生错觉。点赞可能会给你带来短期的多巴胺冲击，但是当你遇到困难需要帮助或想要分享想法时，点赞的人会支持你吗？拿食物来作类比，社交媒体就像吃棒棒糖获得的快感，但你真正需要的是一大碗能持续补充营养的沙拉。

　　这还没有考虑社交媒体不友好的一面。我认为众多研究当今互动方式的社会学家都没能比迈克·泰森更好地抓住其中的问题，他说："社交媒体让你对不尊重他人习以为常，你也不会因此挨揍。"在社交媒体出现之前，我们要对自己的每一个字和每一个面部表情负责，因为互动的人就站在我们面前，而且我们很有可能会在未来再次遇到他们。这种类型的互动——在交流中得到的及时回应——会自然抑制反社会行为。它迫使我们思考如何缓和并解决冲突，以便能够继续与周围的人和谐相处。

　　社交媒体消除了所有既有的社交障碍，使匿名互动成为可能。这并不是说是社交媒体创造了无礼，而是有史以来第一次，它允许我们把所有的愤怒和沮丧发泄在别人身上而不用为此付出代价，这与我们原本适应的社交有很大的不同。社交媒体无疑带来了很多快乐，但它也为消沉的人提供了平台，让他们通过传播负面情绪、发表仇恨评论来伤害他人。孤独的悲剧性循环助长了网络社交霸凌，困扰着今天的社会。

　　那么我们能得到什么回报呢？即使我们愿意忽视社交媒体的阴暗面（恐怕我们不得不这么做），也必须承认，它不能真正提供满足社交需求的那种参与感。

　　孤独不是靠拥有100万社交媒体粉丝就能治愈的，而是靠少数爱你、信任你的人。社交媒体真正的悲剧比上瘾和匿名谩骂更糟糕：我们忽视了自己身边真正重要的人。有很多人就在你身边，渴望得到你的关注，但你却忙着刷手机，根本没有注意到。全球性的电子产品保障服务公司亚胜在2017年做了一项调查，发现美国人平均每天查看手机80次，也就是说每12分钟查看一次。2019年，亚胜又做了一次调查，每天的次数增加了20%，达到96次。

群体与独处

在2021年的情人节，我发出了一个"爱的挑战"，提醒读者关注真实社交互动的重要性。这项挑战包括三条简单的规则，要求读者在一个月的时间里坚持这些规则。我想在这里重复一下，并加上第四条规则。

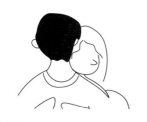
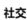
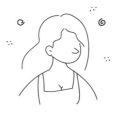

社交

群体
吃饭的时候不用手机；每天拥抱3分钟；经常做爱

独处
每天在运动和冥想中忘我

1. 吃饭时不要玩手机

　　不知道多少次，我在餐馆里看到一整桌人安安静静地坐着，每个人都盯着自己的智能手机屏幕。这很离谱，别再这样了。分享食物是世界上每一个古老文明的既定仪式，也一直是人们共同庆祝和交流想法的时刻。没有任何奈飞电影、抖音视频或微信消息能像与另一个人交谈一样在身体中产生强烈的情感反应，原因很简单，在真实的交谈中，你自己就是主角。让我们面对彼此微笑、大笑、哭泣，而不是只对着屏幕。

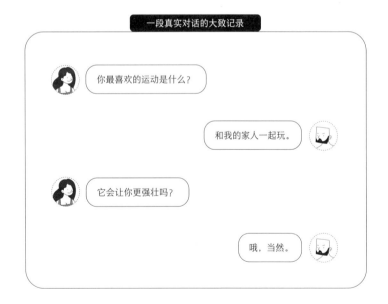

2. 每天拥抱 3 分钟

多么讽刺啊，我们是有史以来联系最紧密的一代，但我们却躲在自己的保护壳里，不敢去接触彼此。这不是我们适应的生活方式。作为社会动物，人类的进化需要通过身体接触才能实现，没有它我们今天根本不会存在。触摸不仅是为了表达同情，也是人类健康、交流和形成亲密关系的基础。

但种种迹象表明，人类社会越先进，人与人之间的接触就越少。20世纪60年代，心理学先驱西尼·朱拉德做了一项著名的研究，调查了世界各地的人与朋友坐在咖啡馆里时的对话。在英国，两位朋友在长达一小时的谈话中没有碰过对方。在美国，在情绪高涨时，朋友间互相触摸了两次。在波多黎各，朋友间互相触碰了180次！

随着移动通信技术的发展，缺乏身体接触的问题变得越来越严重。蒂法妮·菲尔德是迈阿密大学米勒医学院触觉研究所主任，她在2018年的一次采访中说："我认为社交媒体真的不利于触碰。玩手机会让人们在身体上疏远彼此。以前在机场，你会看到人们互相拥抱依偎。而现在他们不触碰彼此了。"

身体接触对新生儿的身心发展至关重要。遗憾的是，这方面最详细的证据来自触摸剥夺案例。在过去，早产儿被带离母亲，以在医院接受24小时监测，但由此导致的身体接触缺失会造成身体发育迟缓。在医学研究中，每天接受3次15分钟触摸治疗，持续5～10天的早产儿比接受标准治疗的早产儿体重多增加了47%，这是由于前者生长激素分泌得更多。身体接触还会刺激催产素的分泌，它是一种功能强大的激素，与信任和亲密关系有关。20世纪90年代，在罗马尼亚探访孤儿院的医生们震惊地发现，一些孤儿的身高和体重只有同龄人的一半，而且在社会发展方面也有自闭症倾向。

定期身体接触也会影响成年人的健康。主动接触不仅能表达关心，还能减少皮质醇的分泌。皮质醇的减少不仅能让我们的内心感到惬意，还能对免疫系统产生实质影响。皮质醇会杀死自然杀伤细胞，后者是我们免疫系统的第一道防线，能够攻击病毒和细菌。对艾滋病患者和癌症患者的研究表明，按摩可以降低皮质醇水平，进而增加自然杀伤细胞的数量。

据菲尔德称，牵手、拥抱、依偎等所有类型的主动接触都有益处，但我们最需要的类型是"中度的压力"，如给予或接受拥抱或按摩。"轻柔的抚摸对大多数人来说有点讨厌，因为他们觉得自己好像被挠了痒。……当你受到轻度压力时，心率和血压都会升高。"但在中度的压力下，不仅心率会降低，大脑也会开始产生θ波，这表明你处于一种深度放松的精神状态。

我们每天需要多少接触？除人类外的灵长目动物在醒着的

时间里，大约有10%～20%的时间在为彼此梳理毛发，也就是每天2～3小时。这可能是一个不切实际的目标，但每天拥抱3分钟在我看来是完全合理可行的。心理治疗师维琴尼亚·萨提尔曾经说过："为了生存，我们每天需要4个拥抱。为了维持生活，我们每天需要8个拥抱。若是为了成长，则每天需要12个拥抱。"如果你还没有养成拥抱的习惯，是时候用一个传统的拥抱来问候家人和爱人了。

3. 频繁的性行为

我在2021年2月发起了连续一周每天做爱挑战——是的，你没看错。虽然从长期来看，保持这种频率有困难，但在一周的时间内每天安排做爱可能正是让性生活回到正轨所需要的。

比面对面交谈和身体接触的消失更令人费解的是，我们现在的性生活频率比历史上任何时候都要低。我们有大量的闲暇时间，约会软件上点击一个按钮就能找到一个人，还有大量提升情绪的灯光、音乐和内衣，可是我们做了什么？显然，我们做得很少。

有很多理论解释其中的原因，我认为最可怕但也最可信的一个是，为了毫不费力地换取从智能手机上获得的即时满足，性生活也被抛弃了。人们选择在屏幕前互动，而不是面对面地与伴侣亲密接触。对于你和家人的健康，以及你所在社会群体的健康，这不是一个好的趋势。跨越文化和时间，性始终被认为是长期健康的伴侣关系的基础，没有它家庭就无法正常运转。此外，性对免疫功能、心肺健康、疼痛和压力的缓解都至关重要。如果它是一种药品，那就是一种万能药。

4. 每天抽时间沉浸在运动或冥想中

　　如果孤独是件坏事，那么我们为什么要刻意去寻求每天的独处时刻呢？因为它有助于打破自我，使我们更好地与周围的人产生联系。

　　当我们"在运动或冥想中迷失自我"时，我们所寻求的是进入一种变化了的精神状态。虽然运动和冥想似乎有着完全不同的机制，但都能实现我们所追求的效果——自我意识的丧失。另一种"迷失自我"的方式是改变你对时间的感知：运动和冥想都可以产生扭曲时间的意识状态。当我们进入这种状态时，不仅能获得诸多益处（如注意力和专注度的提高、非线性思维能力和解决问题能力的增强、更好的心情、更小的压力），而且不过分关心自己会使我们成为他人更好的同伴。

　　当我们把全部注意力放在运动上时，高度专注就会带来"心流"的状态。你可能曾经经历过，大脑和身体奇迹般地知道自己在做什么。平日里你大脑中的喋喋不休开始消失。压抑、饥饿、疲劳或疼痛等所有在平时消耗你精力的感觉也消失得无影无踪。匈牙利心理学家米哈伊·奇克森特米哈伊发现并命名了心流，他认为，进入心流需要从事一些有足够挑战性的活动，我们要对这些活动投入全部的注意力，但又不超过我们的能力范围。如果任务太简单，我们很可能会感到无聊；如果太复杂，就会引起担忧和焦虑。米哈伊采访了艺术家、运动员、音乐家和科学家等富有创造力的人，他们形容在心流中感受到了巨大的快乐和幸福。这是我在挥舞棒铃、锤矛和壶铃时也亲身经历过很多次的状态。

由于不关注除了思想以外的其他东西，冥想比运动更难进入心流。所以我非常尊重正念修行者。冥想是为了建立觉知。通过冥想，我们让思想变得更专注，并积极地观察何时、何物会让自己分心，然后再回到专注的对象上。进入心流只是冥想可能附带产生的效果，而不是冥想的目标。

就像物理环境变化导致的失配性疾病（阿尔茨海默病、冠心病、糖尿病、高血压、代谢综合征、肥胖和骨质疏松症等）

一样，社会环境变化导致我们的心理也出现了失配现象：孤独、抑郁、睡眠障碍、网络霸凌和社交孤立。不尊重陌生人、强迫人们掩饰帮助他人的热心、赞扬人们不依赖他人，我们的祖先对这些行为会怎么看呢？这些不是我们适应的行为，也不是我们继续生活和保持健康所需的。

人类得以生存至今是因为我们的祖先学会了如何合作，他们分享食物，照顾老人和小孩，还能够捕猎庞大的动物。约翰·卡乔波曾这样描述前农业社会：

> 在恶劣的环境中，他们勉强存活了下来，这要归功于密集的社会关系网络和大量的相互承诺。在这种自然状态下，联系和合作并不需要强加于人……本能就是联系。

成为高贵的野蛮人的第五步，也是最后一步，是与群体重新建立联系。

常见问题解答

1. 我完全是一个人，如何与群体重新建立联系？

其实，我以前也经历过这种情况。我用成年后的第一个十年做"聪明"的事情，让职业优先于社交环境，直到有一天我发现自己生活在一个没有熟人的城市，做着不喜欢的工作。不幸的是，孤独的人会陷入越来越孤独的恶性循环。你越孤独，就越容易将其他所有人和事都视为威胁。这将使你更难接触别人，也更少被别人视为同伴。

你必须打破这个循环。我曾听一位心理健康专家做过一次关于打破孤独循环的精彩演讲，她谈到了给自己设定可实现目标的重要性。比如，下周和一个人去喝杯咖啡。如果你能做到这一点，也许再下周，你就能安排两次咖啡约会，或者和某人共进晚餐。不要拖延，你等待的时间越长，就越难打破这个循环。

2. 练习冥想有多重要？

老实说，我是在为本书做研究的过程中才开始每日练习冥想的。我发现它对保持平静和提高专注度非常有用。

虽然我相信每个人都能从冥想中受益，但我不确定它是必需的，因为它与人的进化相矛盾。相反，我认为它是我们发展出来的一种适应机制，用来处理比过去复杂得多的生活。就像瑜伽是一种适应机制，用来抵消我们花在固定休息姿势上的时间一样，我们用冥想这种机制来抵消环境中过多的"噪声"：全天候的媒体、整天持续不断的信息和电话。

3. 为什么我在锻炼的时候不能进入心流？

你可以做到，只是你做的方式不对。

可惜，现代健身理念是增加肌肉和燃烧脂肪，而实现它们最有效的做法是在健身房进行既不自然又缺乏刺激的运动。要想进入心流，你得练习具有挑战性的运动（如攀岩或冲浪），并且完全沉浸在你所做的事情中，而不是被电子屏幕和吵闹的音乐分心。

后记　物种起源

整个世界都在你自己身上，如果你知道如何观察和学习，门就在那里，钥匙就在你手中。除了你自己，世上没人能告诉你门的位置，也没人给你开门的钥匙。

　　　　　　　　　　　　　　　　　　　　——吉杜·克里希那穆提

　　让我们做个交易吧。我将简短而愉快地做个总结，希望能帮助你记住书中最重要的概念。由我来告诉你门和钥匙在哪里。然后我会让你对自己说四句话，这就是你接过钥匙打开门的条件。准备好了吗？

　　本书的第一部分唤起了你对既有知识的怀疑，也包括我告诉你的知识。只有经历过怀疑的过程，才能产生最有力的见解，历史上所有伟大的思想家莫不如此。而且，要去除传统健康知识中的糟粕，这是唯一的方法。

　　就在200年前，全球人均预期寿命还不到30岁，这与我们估计的采猎者平均预期寿命的最大值差不多。历史证明，一个国家的经济越发达，其人民的预期寿命就越长。

　　本书第一部分的标题"健康与资本"是一个警告：现代的经济增长表现出经济与健康之间的脱节，这需要我们高度警惕。自20世纪中期以来，我们目睹了以牺牲健康为代价的极端身材的广泛传播，目睹了慢性病的爆炸式增长以及某些科学家对其根源的故意混淆，目睹了大量新产品被创造出来，而这些新产品在解决健康问题的同时也导致了新的健康问题。单独来看，这些趋势中的任何一种都可能被视为经济发展的必然后果。综合起来考虑，我们得到的唯一结论是资本与健康已经脱节，而且两者在未来几十年内只会渐行渐远。

　　本书的第二部分呼吁你重新发现自然健康。五种授时因子——光、食物、运动、温度和社交——能够调节人体的生理节律。如果你想成为最好的自己，就要学会利用它们。

　　针对每一种授时因子我都提出了建议，几乎所有建议都是以"天"为周期，为什么呢？首先，身体的活动喜欢按照24小时的周期重复。这就是人类适应的周期，也是我们与其他生物的共同点之一。其次，以天为周期能帮你集中注意力。一位美国自由式摔跤运动员完美地诠释了这个概念："如果一件事很重要，那就每天去做；如果不重要，那就干脆不要做。"有一些事情对健康非常重要，你应该每天都做。其他的一切则可有可无。

对于普通人来说，我在第二部分中提出的一些建议显得有些极端，这是因为人们普遍的心态是越舒适越好，而非追求健康的最佳状态。第二部分中提到了所有的压力源，包括禁食、冷水和运动，还强调了帕拉塞尔苏的毒理学法则：剂量决定毒性。任何有过过度训练经历的人都知道，有益的压力和有害的压力之间有一条细微的界限。你必须找到适合自己的压力水平来改善健康，只有你知道什么是"剧烈"和"寒冷"。

这就引出了贯穿第二部分的最后一条思路——毒物兴奋效应，哲学家尼采将其概括为："那些不能杀死我们的，会让我们更强大。"在把这些强大的压力源融入健康生活方式中时，我们还需要采取某种精神态度。每当你陷入困境或经历生活的艰辛时，提醒自己这没什么大不了的。这种痛苦会让你变得更强大，你将有更强的精神力量来应对这种情况。日本作家村上春树曾经说过："痛是难免的，苦却是甘愿的。"当我们因为禁食、寒冷或运动而经历疼痛时，我们无法逃避生理上的刺激，但可以改变对它们的感知。你对事物的感知会改变你对它们的体验和感受。最终，精神态度决定了你是不畏艰险，接受书中列出的挑战，还是干脆拒绝进入赛场。

我还有件事要坦白。在本书的开头，我讲过自己辞去金融工作后专注于健康，但当时我真正想要的是一种快速的一次性解决方法。我想找到一条让自己看起来健康的捷径。我当时的心态，还是专注外表和担心别人对我的看法。直到后来，当我对健康问题的探究越来越深入的时候，我才意识到，这种心态不会带来长期的健康和幸福，甚至也不会带来一个好看的外表，我的生活将依然痛苦。

　　我们是社会动物，应该在意别人对自己的看法，但你最需要在意的人是自己。出人意料的是，在我完成了这种思想上的飞跃之后，获得健康的外表竟然变得毫不费力。因为我爱自己，所以我要变得健康，这样的决定使我实现了全面的健康，不仅仅是外表。

　　在我开始探索健康之旅的5年后，我读到了一种古老的夏威夷宽恕仪式，它如此强大，又如此熟悉，让我受到震撼。这种仪式被称为荷欧波诺波诺。仪式的过程与我在转行期间所经历的心路历程惊人地相似。我突然意识到，任何人都可以利用这种仪式寻找平静与和解。不管你是否知道它，我希望你现在就为自己的健康翻开新的一页，试着背诵这个治愈祈祷。它由四个熟悉的句子组成，但这一次，你要把它们都说给自己听。

1. 对不起

你把健康视为理所当然，粗暴对待自己的身体。没关系，我们都曾这么做过。你的身体已经承受了你所造成的所有伤害，并尽其所能继续工作。现在还不算晚，但它需要你的帮助。说对不起，是承诺你可以在未来做得更好的第一步。

2. 请原谅我

现在请求你的身体原谅你所做的一切。这是有可能的。你可能很久以前就放弃了健康和身体，但不管你信不信，你仍然有可能作出改变。你的身体每年都会更新大部分的细胞。每一天都是重新开始的机会。向身体请求宽恕，它也愿意宽恕你。它一直在等你作出这个决定。

3. 谢谢你

现在给你的身体一个大大的拥抱，感谢它没有放弃你。无论你在生活中遭受过什么背叛，总有一股力量一直在为你而战，那就是你的身体。从你出生的那一天起，你的每一个器官、每一个细胞就一直在为你而战，它们将继续战斗，直到你生命的最后一刻。对你的身体说声谢谢，因为它是你最忠实的支持者。

4. 我爱你

最后，是你表白的时候了。这句话听起来可能很奇怪，因为你从没想过对自己表白，但这样做很有必要。这可能是你说过的最有力的三个字。说出我爱你，不要羞于表达这种情感。你的身体需要你的爱，它也会无条件地爱你。

让这场治愈开始吧。

把你对自己积累的负面情绪放到一边。

今天是新的一天。

是时候成为高贵的野蛮人了。

参考文献

历史的意义

1. LIEBERMAN D. The Story of the Human Body: Evolution, Health, and Disease[M]. Pantheon Books, 2013.

2. DAVIS C. Hunter-Gatherers Don't Get Chronic Disease[EB/OL]// QUANTITATIVE MEDICINE. (2016-03-05)[2023-03-09]. http://quantitativemedicine.net/2016/03/05/hunter-gatherers-dont-get-chronic-disease/.

健康、体能、性感

1. Constitution of the World Health Organization[J/OL]. American Journal of Public Health and the Nation's Health, 1946, 36(11): 1315-1323. DOI:10.2105/aJph.36.11.1315.

2. FREVERT T K, WALKER L S. Physical Attractiveness and Social Status[J/OL]. Sociology Compass, 2014, 8(3): 313-323. DOI:10.1111/soc4.12132.

3. WATKINS L M, JOHNSTON L. Screening Job Applicants: The Impact of Physical Attractiveness and Application Quality[J/OL]. International Journal of Selection and Assessment, 2000, 8(2): 76-84. DOI:10.1111/1468-2389.00135.

4. DEWOLF T. Effects of Attractiveness on Perceived Trustworthiness[J/OL]. The Undergraduate Journal of Psychology, 2014, 27(1)[2023-03-09]. https://Journals.charlotte.edu/uJop/article/view/276.

第一部分：健康与资本

1. PHILOSOPHIEKANAL. Bertrand Russell - Interview（"Face to Face"，1959)[Z/OL]. (2020-02-08)[2023-03-09]. https://www.youtube.com/watch?v=a1O A5PneXlo.

传媒巨头与假神

1. GWARTNEY D, ALLISON A, PASTUSZAK A W, et al. Mp47-17 rates of mortality are higher among professional male bodybuilders[J/OL]. Journal of Urology, 2016, 195(4S): e633-e633. DOI:10.1016/J.Juro.2016.02.336.

2. DEADY D K, SMITH M J L. Changing Male Preferences for Female Body Type in the US: An Adaptive Response to a Changing Socioeconomic Climate[J/OL]. Journal of Behavioral and Brain Science, 2015, 5(13): 570-577. DOI:10.4236/Jbbs.2015.513054.

3. ZIMMERMAN B J. Social Learning Theory: A Contextualist Account of Cognitive Functioning[M/OL]//BRAINERD C J. Recent Advances in Cognitive-Developmental Theory: Progress in Cognitive Development Research. New York, NY: Springer, 1983: 1-50[2023-03-09]. https://doi.org/10.1007/978-1-4613-9490-7_1. DOI:10.1007/978-1-4613-9490-7_1.

4. K S. Taste recognition: food for thought[J/OL]. Neuron, 2005, 48(3)[2023-03-09]. https://pubmed.ncbi.nlm.nih.gov/16269362/. DOI:10.1016/J.neuron.2005.10.015.

5. GANGESTAD S W, SCHEYD G J. The Evolution of Human Physical Attractiveness[J/OL]. Annual Review of Anthropology, 2005, 34(1): 523-548. DOI:10.1146/annurev.anthro.33.070203.143733.

6. PONTZER H, RAICHLEN D A, WOOD B M, et al. Hunter-gatherer energetics and human obesity[J/OL]. PloS One, 2012, 7(7): e40503. DOI:10.1371/Journal.pone.0040503.

7. FURNHAM A, PETRIDES K V, CONSTANTINIDES A. The effects of body mass index and waist-to-hip ratio on ratings of female attractiveness, fecundity, and health[J/OL]. Personality and Individual Differences, 2005, 38(8): 1823-1834. DOI:10.1016/J.paid.2004.11.011.

8. LASSEK W D, GAULIN S J C. Waist-hip ratio and cognitive ability: is gluteofemoral fat a privileged store of neurodevelopmental resources?[J/OL]. Evolution and Human Behavior, 2008, 29(1): 26-34. DOI:10.1016/J.evolhumbehav.2007.07.005.

9. LANGLOIS J H, ROGGMAN L A, CASEY R J, et al. Infant preferences for attractive faces: Rudiments of a stereotype?[J/OL]. Developmental Psychology, 1987, 23: 363-369. DOI:10.1037/0012-1649.23.3.363.

10. FALLON A E, ROZIN P. Sex differences in perceptions of desirable body shape[J/OL]. Journal of Abnormal Psychology, 1985, 94(1): 102-105. DOI:10.1037//0021-843x.94.1.102.

11. HUON G F, MORRIS S E, BROWN L B. Differences between male and female preferences for female body size[J/OL]. Australian Psychologist, 1990, 25(3): 314-317. DOI:10.1080/00050069008260026.

12. SHIH M Y, KUBO C. Body shape preference and body satisfaction in Taiwanese college students[J/OL]. Psychiatry Research, 2002, 111(2-3): 215-228. DOI:10.1016/s0165-1781(02)00138-5.

13. GATES G J. How Many People are Lesbian, Gay, Bisexual and Transgender?[J/OL]. 2011[2023-03-09]. https://escholarship.org/uc/item/09h684x2.

14. WHITAM F L, DIAMOND M, MARTIN J. Homosexual orientation in twins: a report on 61 pairs and three triplet sets[J/OL]. Archives of Sexual Behavior, 1993, 22(3): 187-206. DOI:10.1007/BF01541765.

15. CAMPERIO CIANI A S, FONTANESI L, IEMMOLA F, et al. Factors associated with higher fecundity in female maternal relatives of homosexual men[J/OL]. The Journal of Sexual Medicine, 2012, 9(11): 2878-2887. DOI:10.1111/J.1743-6109.2012.02785.x.

16. VASEY P L, POCOCK D S, VANDERLAAN D P. Kin selection and male androphilia in Samoan fa'afafine[J/OL]. Evolution and Human Behavior, 2007, 28(3): 159-167. DOI:10.1016/J.evolhumbehav.2006.08.004.

17. PEPLAU L A, FREDERICK D A, YEE C, et al. Body image satisfaction in heterosexual, gay, and lesbian adults[J/OL]. Archives of Sexual Behavior, 2009, 38(5): 713-725. DOI:10.1007/s10508-008-9378-1.

18. MENTE A, O'DONNELL M J, YUSUF S. The population risks of dietary salt excess are exaggerated[J/OL]. The Canadian Journal of Cardiology, 2014, 30(5): 507-512. DOI:10.1016/J.cJca.2014.02.003.

食品巨头与慢性病危机

1. ROWE S, ALEXANDER N, CLYDESDALE F, et al. Funding food science and nutrition research: financial conflicts and scientific integrity[J/OL]. Nutrition Reviews, 2009, 67(5): 264-272. DOI:10.1111/J.1753-

4887.2009.00188.x.

2.　MARCHESI J R, ADAMS D H, FAVA F, et al. The gut microbiota and host health: a new clinical frontier[J/OL]. Gut, 2016, 65(2): 330. DOI:10.1136/gutJnl-2015-309990.

3.　LESLIE I. The sugar conspiracy[N/OL]. The Guardian, 2016-04-07[2023-03-09]. https://www.theguardian.com/society/2016/apr/07/the-sugar-conspiracy-robert-lustig-John-yudkin.

4.　MCGANDY R B, HEGSTED D M, STARE F J. Dietary Fats, Carbohydrates and Atherosclerotic Vascular Disease[J/OL]. New England Journal of Medicine, 1967, 277(5): 242-247. DOI:10.1056/NEJM196708032770505.

5.　LIEB C W. THE EFFECTS OF AN EXCLUSIVE, LONG-CONTINUED MEAT DIET: BASED ON THE HISTORY, EXPERIENCES AND CLINICAL SURVEY OF VILHJALMUR STEFANSSON, ARCTIC EXPLORER[J/OL]. Journal of the American Medical Association, 1926, 87(1): 25-26. DOI:10.1001/Jama.1926.02680010025006.

6.　MANN G V, SHAFFER R D, ANDERSON R S, et al. Cardiovascular disease in the masai[J/OL]. Journal of Atherosclerosis Research, 1964, 4(4): 289-312. DOI:10.1016/S0368-1319(64)80041-7.

7.　MCNAMARA D J. Dietary cholesterol, heart disease risk and cognitive dissonance[J/OL]. Proceedings of the Nutrition Society, 2014, 73(2): 161-166. DOI:10.1017/S0029665113003844.

8.　OLSEN T S, CHRISTENSEN R H B, KAMMERSGAARD L P, et al. Higher Total Serum Cholesterol Levels Are Associated With Less Severe Strokes and Lower All-Cause Mortality[J/OL]. Stroke, 2007, 38(10): 2646-2651. DOI:10.1161/STROKEAHA.107.490292.

9.　JONASSON L, GULDBRAND H, LUNDBERG A K, et al. Advice to follow a low-carbohydrate diet has a favourable impact on low-grade inflammation in type 2 diabetes compared with advice to follow a low-fat diet[J/OL]. Annals of Medicine, 2014, 46(3): 182-187. DOI:10.3109/0785 3890.2014.894286.

10.　EJ P. Effect of dietary carbohydrate on triglyceride metabolism in humans[J/OL]. The Journal of nutrition, 2001, 131(10)[2023-03-09]. https://pubmed.ncbi.nlm.nih.gov/11584104/. DOI:10.1093/Jn/131.10.2772S.

11.　The big fat calorie counting con[EB/OL]. [2023-03-09]. https://www.telegraph.co.uk/men/active/mens-health/11249611/The-big-fat-calorie-counting-con.html.

12. ATKINS R C. Dr. Atkins' New Diet Revolution[M]. M. Evans, 1994.

13. RUBNER M, JOY R J T, CHAMBERS W H. A nutrition foundations' reprint of The laws of energy consumption in nutrition[M/OL]. New York: Academic Press, 1982[2023-03-09]. https://stanford.idm.oclc.org/login?url=https://www.sciencedirect.com/science/book/9780126021509.

14. LEONARD W R, SNODGRASS J J, ROBERTSON M L. Evolutionary Perspectives on Fat Ingestion and Metabolism in Humans[M/OL]// MONTMAYEUR J P, LE COUTRE J. Fat Detection: Taste, Texture, and Post Ingestive Effects. Boca Raton (FL): CRC Press/Taylor & Francis, 2010[2023-03-09]. http://www.ncbi.nlm.nih.gov/books/NBK53561/.

15. LIEBERMAN D. The Story of the Human Body: Evolution, Health, and Disease[M]. Pantheon Books, 2013.

16. PONTZER H, WOOD B M, RAICHLEN D A. Hunter-gatherers as models in public health[J/OL]. Obesity Reviews: An Official Journal of the International Association for the Study of Obesity, 2018, 19 Suppl 1: 24-35. DOI:10.1111/obr.12785.

17. NISHIMUTA M, KODAMA N, YOSHITAKE Y, et al. Dietary Salt (Sodium Chloride) Requirement and Adverse Effects of Salt Restriction in Humans[J/OL]. Journal of Nutritional Science and Vitaminology, 2018, 64(2): 83-89. DOI:10.3177/Jnsv.64.83.

18. MENTE A, O'DONNELL M J, YUSUF S. The population risks of dietary salt excess are exaggerated[J/OL]. The Canadian Journal of Cardiology, 2014, 30(5): 507-512. DOI:10.1016/J.cJca.2014.02.003.

19. SINHA R, ROTHMAN N. Role of well-done, grilled red meat, heterocyclic amines (HCAs) in the etiology of human cancer[J/OL]. Cancer Letters, 1999, 143(2): 189-194. DOI:10.1016/s0304-3835(99)00123-8.

20. LUNN J C, KUHNLE G, MAI V, et al. The effect of haem in red and processed meat on the endogenous formation of N-nitroso compounds in the upper gastrointestinal tract[J/OL]. Carcinogenesis, 2007, 28(3): 685-690. DOI:10.1093/carcin/bgl192.

21. FRIBORG J T, MELBYE M. Cancer patterns in Inuit populations[J/OL]. The Lancet. Oncology, 2008, 9(9): 892-900. DOI:10.1016/S1470-2045(08)70231-6.

22. PIERRE F, TACHÉ S, PETIT C R, et al. Meat and cancer: haemoglobin and haemin in a low-calcium diet promote colorectal carcinogenesis at the aberrant crypt stage in rats[J/OL]. Carcinogenesis, 2003, 24(10): 1683-

1690. DOI:10.1093/carcin/bgg130.

23. TÉLESSY I G. Promising Perspectives of Low Carbohydrate Diet in Cancer AdJuvant Therapy[J/OL]. Journal of Nutritional Oncology, 2020, 5(2): 50. DOI:10.34175/Jno202002001.

24. PAN A, TENG G G, YUAN J M, et al. Bidirectional Association between Diabetes and Gout: the Singapore Chinese Health Study[J/OL]. Scientific Reports, 2016, 6(1): 25766. DOI:10.1038/srep25766.

25. TAN K Y, SEOW-CHOEN F. Fiber and colorectal diseases: separating fact from fiction[J/OL]. World Journal of Gastroenterology, 2007, 13(31): 4161-4167. DOI:10.3748/wJg.v13.i31.4161.

26. LUSTIG R H, SCHMIDT L A, BRINDIS C D. The toxic truth about sugar[J/OL]. Nature, 2012, 482(7383): 27-29. DOI:10.1038/482027a.

27. LUDWIG D S, HU F B, TAPPY L, et al. Dietary carbohydrates: role of quality and quantity in chronic disease[J/OL]. BMJ, 2018, 361: k2340. DOI:10.1136/bmJ.k2340.

健康巨头与健康产品

1. STRACHAN D P. Hay fever, hygiene, and household size.[J]. BMJ : British Medical Journal, 1989, 299(6710): 1259-1260.

2. RUEBUSH M. Why Dirt Is Good: 5 Ways to Make Germs Your Friends[M]. Kaplan Publishing, 2009.

3. EGE M J, MAYER M, NORMAND A C, et al. Exposure to Environmental Microorganisms and Childhood Asthma[J/OL]. New England Journal of Medicine, 2011, 364(8): 701-709. DOI:10.1056/NEJMoa1007302.

4. MULDER I E, SCHMIDT B, LEWIS M, et al. Restricting microbial exposure in early life negates the immune benefits associated with gut colonization in environments of high microbial diversity[J/OL]. PloS One, 2011, 6(12): e28279. DOI:10.1371/Journal.pone.0028279.

5. ROOK G A W, RAISON C L, LOWRY C A. Childhood microbial experience, immunoregulation, inflammation and adult susceptibility to psychosocial stressors and depression in rich and poor countries[J/OL]. Evolution, Medicine, and Public Health, 2013, 2013(1): 14-17. DOI:10.1093/emph/eos005.

6. MARTI B, VADER J P, MINDER C E, et al. On the epidemiology of running inJuries: The 1984 Bern Grand-Prix study[J/OL]. The American Journal of Sports Medicine, 1988, 16(3): 285-294. DOI:10.1177/036354658801600316.

7. DAOUD A I, GEISSLER G J, WANG F, et al. Foot strike and inJury rates in endurance runners: a retrospective study[J/OL]. Medicine and Science in Sports and Exercise, 2012, 44(7): 1325-1334. DOI:10.1249/MSS.0b013e3182465115.

8. COHEN D. The truth about sports drinks[J/OL]. BMJ, 2012, 345: e4737. DOI:10.1136/bmJ.e4737.

9. LIEBENBERG L. Persistence Hunting by Modern Hunter-Gatherers[J/OL]. Current Anthropology, 2006, 47(6): 1017-1026. DOI:10.1086/508695.

10. ALMOND C S D, SHIN A Y, FORTESCUE E B, et al. Hyponatremia among runners in the Boston Marathon[J/OL]. The New England Journal of Medicine, 2005, 352(15): 1550-1556. DOI:10.1056/NEJMoa043901.

11. HEFFERNAN C. The Untold History of Functional Fitness | BarBend[EB/OL]. [2023-03-09]. https://barbend.com/functional-fitness-history/.

光照与黑暗

1. GU F, HAN J, LADEN F, et al. Total and Cause-Specific Mortality of U.S. Nurses Working Rotating Night Shifts[J/OL]. American Journal of preventive medicine, 2015, 48(3): 241-252. DOI:10.1016/J.amepre.2014.10.018.

2. BECK E, SIEBER W J, TREJO R. Management of Cluster Headache[J]. American Family Physician, 2005, 71(4): 717-724.

3. FIDO A, GHALI A. Detrimental effects of variable work shifts on quality of sleep, general health and work performance[J/OL]. Medical Principles and Practice: International Journal of the Kuwait University, Health Science Centre, 2008, 17(6): 453-457. DOI:10.1159/000151566.

4. MCCARTER S J, ST. LOUIS E K, BOEVE B F. Sleep, Cognitive Dysfunction, and Dementia[M/OL]//CHOKROVERTY S, BILLIARD M. Sleep Medicine: A Comprehensive Guide to Its Development, Clinical Milestones, and Advances in Treatment. New York, NY: Springer, 2015: 285-300[2023-03-09]. https://doi.org/10.1007/978-1-4939-2089-1_33. DOI:10.1007/978-1-4939-2089-1_33.

5. GANGWISCH J E, MALASPINA D, BODEN-ALBALA B, et al. Inadequate sleep as a risk factor for obesity: analyses of the NHANES I[J/OL]. Sleep, 2005, 28(10): 1289-1296. DOI:10.1093/sleep/28.10.1289.

6. MATHIEU F, CAMERON R J. Running on Empty: Compassion Fatigue in Health Professionals[C]. 2007.

7. CHO K, ENNACEUR A, COLE J C, et al. Chronic Jet lag produces cognitive deficits[J/OL]. The Journal of Neuroscience: The Official Journal of the Society for Neuroscience, 2000, 20(6): RC66. DOI:10.1523/JNEUROSCI.20-06-J0005.2000.

8. KLEITMAN N. Sleep and Wakefulness[M]. Chicago, IL: University of Chicago Press, 1939.

9. SMITH R S, GUILLEMINAULT C, EFRON B. Orcadian Rhythms and Enhanced Athletic Performance in the National Football League[J/OL]. Sleep, 1997, 20(5): 362-365. DOI:10.1093/sleep/20.5.362.

10. CZEISLER C A, KRONAUER R E, ALLAN J S, et al. Bright light induction of strong (type 0) resetting of the human circadian pacemaker[J/OL]. Science (New York, N.Y.), 1989, 244(4910): 1328-1333. DOI:10.1126/science.2734611.

11. FERRARI E, CRAVELLO L, FALVO F, et al. Neuroendocrine features in extreme longevity[J/OL]. Experimental Gerontology, 2008, 43(2): 88-94. DOI:10.1016/J.exger.2007.06.010.

12. WRIGHT K P, MCHILL A W, BIRKS B R, et al. Entrainment of the human circadian clock to the natural light-dark cycle[J/OL]. Current biology: CB, 2013, 23(16): 1554-1558. DOI:10.1016/J.cub.2013.06.039.

13. KOCH C E, LEINWEBER B, DRENGBERG B C, et al. Interaction between circadian rhythms and stress[J/OL]. Neurobiology of Stress, 2016, 6: 57-67. DOI:10.1016/J.ynstr.2016.09.001.

14. EFFROS R B. Kleemeier Award Lecture 2008--the canary in the coal mine: telomeres and human healthspan[J/OL]. The Journals of Gerontology. Series A, Biological Sciences and Medical Sciences, 2009, 64(5): 511-515. DOI:10.1093/gerona/glp001.

15. STICKGOLD R. Beyond Memory: The Benefits of Sleep[EB/OL]//Scientific American. [2023-03-09]. https://www.scientificamerican.com/article/beyond-memory-the-benefits-of-sleep/. DOI:10.1038/scientificamerican1015-52.

16. CDC. How Much Sleep Do I Need?[EB/OL]//Centers for Disease Control and Prevention. (2022-09-14)[2023-03-09]. https://www.cdc.gov/sleep/about_sleep/how_much_sleep.html.

17. SANDHU A, SETH M, GURM H S. Daylight savings time and myocardial infarction[J/OL]. Open Heart, 2014, 1(1): e000019. DOI:10.1136/openhrt-2013-000019.

18. VAN CAUTER E, HOLMBACK U, KNUTSON K, et al. Impact of sleep and sleep loss on neuroendocrine and metabolic function[J/OL]. Hormone Research, 2007, 67 Suppl 1: 2-9. DOI:10.1159/000097543.

19. WALKER M. Why We Sleep: The New Science of Sleep and Dreams[M]. Penguin UK, 2017.

20. MCCARLEY R W. Neurobiology of REM and NREM sleep[J/OL]. Sleep Medicine, 2007, 8(4): 302-330. DOI:10.1016/J.sleep.2007.03.005.

21. GREENE G. Opinion | The Case for Sleep Medicine[N/OL]. The New York Times, 2012-03-24[2023-03-09]. https://www.nytimes.com/2012/03/25/opinion/sunday/the-case-for-sleep-medicine.html.

22. SPIEGEL K, SHERIDAN J F, VAN CAUTER E. Effect of Sleep Deprivation on Response to Immunizaton[J/OL]. JAMA, 2002, 288(12): 1471-1472. DOI:10.1001/Jama.288.12.1469.

23. IRWIN M, MASCOVICH A, GILLIN J C, et al. Partial sleep deprivation reduces natural killer cell activity in humans[J/OL]. Psychosomatic Medicine, 1994, 56(6): 493-498. DOI:10.1097/00006842-199411000-00004.

24. NG T H, CHUNG K F, HO F Y Y, et al. Sleep-wake disturbance in interepisode bipolar disorder and high-risk individuals: a systematic review and meta-analysis[J/OL]. Sleep Medicine Reviews, 2015, 20: 46-58. DOI:10.1016/J.smrv.2014.06.006.

25. EKIRCH A R. Segmented Sleep in Preindustrial Societies[J/OL]. Sleep, 2016, 39(3): 715-716. DOI:10.5665/sleep.5558.

26. Siesta Sense: Midday Napping Associated With Reduced Risk Of Heart-related Death[EB/OL]//ScienceDaily. [2023-03-09]. https://www.sciencedaily.com/releases/2007/02/070212184206.htm.

27. KRIPKE D F, LANGER R D, KLINE L E. Hypnotics' association with mortality or cancer: a matched cohort study[J/OL]. BMJ open, 2012, 2(1): e000850. DOI:10.1136/bmjopen-2012-000850.

28. HERXHEIMER A, PETRIE K J. Melatonin for the prevention and treatment of Jet lag[J/OL]. The Cochrane Database of Systematic Reviews, 2002(2): CD001520. DOI:10.1002/14651858.CD001520.

29. KARKANAS P, SHAHACK-GROSS R, AYALON A, et al. Evidence for habitual use of fire at the end of the Lower Paleolithic: Site-formation processes at Qesem Cave, Israel[J/OL]. Journal of Human Evolution, 2007, 53(2): 197-212. DOI:10.1016/J.Jhevol.2007.04.002.

30. NEGELSPACH D C, KALADCHIBACHI S, FERNANDEZ F. The circadian activity rhythm is reset by nanowatt pulses of ultraviolet light[J/OL]. Proceedings. Biological Sciences, 2018, 285(1884): 20181288. DOI:10.1098/rspb.2018.1288.

31. PETTIFOR J M. Chapter 60 - Vitamin D Deficiency and Nutritional Rickets in Children[M/OL]//FELDMAN D, PIKE J W, ADAMS J S. Vitamin D (Third Edition). San Diego: Academic Press, 2011: 1107-1128[2023-03-09]. https://www.sciencedirect.com/science/article/pii/B9780123819789100605. DOI:10.1016/B978-0-12-381978-9.10060-5.

32. EBELING P R, EISMAN J A. Chapter 61 - Vitamin D and Osteoporosis[M/OL]//FELDMAN D, PIKE J W, ADAMS J S. Vitamin D (Third Edition). San Diego: Academic Press, 2011: 1129-1144. https://www.sciencedirect.com/science/article/pii/B9780123819789100617. DOI:10.1016/B978-0-12-381978-9.10061-7.

33. ULLAH M I, UWAIFO G I, NICHOLAS W C, et al. Does Vitamin D Deficiency Cause Hypertension? Current Evidence from Clinical Studies and Potential Mechanisms[J/OL]. International Journal of Endocrinology, 2010, 2010: 579640. DOI:10.1155/2010/579640.

34. SINTZEL M B, RAMETTA M, REDER A T. Vitamin D and Multiple Sclerosis: A Comprehensive Review[J/OL]. Neurology and Therapy, 2018, 7(1): 59-85. DOI:10.1007/s40120-017-0086-4.

35. DONG J Y, ZHANG W, CHEN J J, et al. Vitamin D Intake and Risk of Type 1 Diabetes: A Meta-Analysis of Observational Studies[J/OL]. Nutrients, 2013, 5(9): 3551-3562. DOI:10.3390/nu5093551.

36. 78WOLOSZYNSKA-READ A, JOHNSON C S, TRUMP D L. Vitamin D and cancer: Clinical aspects[J/OL]. Best practice & research. Clinical endocrinology & metabolism, 2011, 25(4): 605-615. DOI:10.1016/J.beem.2011.06.006.

37. FRASER D R. Why did the dinosaurs become extinct? Could cholecalciferol (vitamin D3) deficiency be the answer?[J/OL]. Journal of Nutritional Science, 2019, 8: e9. DOI:10.1017/Jns.2019.7.

38. JABLONSKI N G. Chapter 3 - Evolution of Human Skin Color and Vitamin D[M/OL]//FELDMAN D. Vitamin D (Fourth Edition). Academic Press, 2018: 29-44[2023-03-09]. https://www.sciencedirect.com/science/article/pii/B9780128099650000033. DOI:10.1016/B978-0-12-809965-0.00003-3.

39. RECHTSCHAFFEN A, BERGMANN B M. Sleep deprivation in the rat by the disk-over-water method[J/OL]. Behavioural Brain Research, 1995, 69(1-2): 55-63. DOI:10.1016/0166-4328(95)00020-t.

40. GREENWOOD V. Why Sleep Deprivation Kills[EB/OL]//Quanta Magazine. (2020-06-04)[2023-03-09]. https://www.quantamagazine.org/why-sleep-deprivation-kills-20200604/.

饥饿与饱足

1. CORDAIN L. The Paleo Diet: Lose Weight and Get Healthy by Eating the Food You Were Designed to Eat[M]. J. Wiley, 2002.

2. SISSON M. The Primal Blueprint[M]. Primal Nutrition, 2009.

3. WOLF R. The Paleo Solution: The Original Human Diet[M]. Victory Belt Publishing, 2010.

4. A taste for wild cereal sowed farming's spread in ancient Europe[EB/OL]. (2022-02-01)[2023-03-09]. //www.sciencenews.org/article/wild-cereal-farming-spread-ancient-europe-grain.

5. VEILE A. Hunter-gatherer diets and human behavioral evolution[J/OL]. Physiology & Behavior, 2018, 193(Pt B): 190-195. DOI:10.1016/J.physbeh.2018.05.023.

6. HOLT B M, FORMICOLA V. Hunters of the Ice Age: The biology of Upper Paleolithic people[J/OL]. American Journal of Physical Anthropology, 2008, Suppl 47: 70-99. DOI:10.1002/aJpa.20950.

7. CRITTENDEN A N, SCHNORR S L. Current views on hunter-gatherer nutrition and the evolution of the human diet[J/OL]. American Journal of Physical Anthropology, 2017, 162 Suppl 63: 84-109. DOI:10.1002/aJpa.23148.

8. PATTERSON E, WALL R, FITZGERALD G F, et al. Health Implications of High Dietary Omega-6 Polyunsaturated Fatty Acids[J/OL]. Journal of Nutrition and Metabolism, 2012, 2012: 539426. DOI:10.1155/2012/539426.

9. HIBBELN J R, NIEMINEN L R G, BLASBALG T L, et al. Healthy intakes of n-3 and n-6 fatty acids: estimations considering worldwide diversity[J/OL]. The American Journal of Clinical Nutrition, 2006, 83(6 Suppl): 1483S-1493S. DOI:10.1093/aJcn/83.6.1483S.

10. MONTEIRO C, CANNON G, LAWRENCE M, et al. Ultra-processed foods, diet quality, and health using the NOVA classification system[R]. Rome: Food and Agriculture Organization of the United Nations, 2019.

11. ELIZABETH L, MACHADO P, ZINÖCKER M, et al. Ultra-Processed Foods and Health Outcomes: A Narrative Review[J/OL]. Nutrients, 2020, 12(7): 1955. DOI:10.3390/nu12071955.

12. MONTEIRO C A, CANNON G, MOUBARAC J C, et al. Freshly Prepared Meals and Not Ultra-Processed Foods[J/OL]. Cell Metabolism, 2019, 30(1): 5-6. DOI:10.1016/J.cmet.2019.06.006.

13. HALL K D, AYUKETAH A, BRYCHTA R, et al. Ultra-Processed Diets Cause Excess Calorie Intake and Weight Gain: An Inpatient Randomized Controlled Trial of Ad Libitum Food Intake[J/OL]. Cell Metabolism, 2019, 30(1): 67-77.e3. DOI:10.1016/J.cmet.2019.05.008.

14. SROUR B, FEZEU L K, KESSE-GUYOT E, et al. Ultra-processed food intake and risk of cardiovascular disease: prospective cohort study (NutriNet-Santé)[J/OL]. BMJ, 2019, 365: l1451. DOI:10.1136/bmJ.l1451.

15. BAKER S. Carnivore Diet[M]. Victory Belt Publishing, 2019.

16. YANG J, WANG H P, ZHOU L, et al. Effect of dietary fiber on constipation: A meta analysis[J/OL]. World Journal of Gastroenterology : WJG, 2012, 18(48): 7378-7383. DOI:10.3748/wJg.v18.i48.7378.

17. CORDAIN L, MILLER J B, EATON S B, et al. Plant-animal subsistence ratios and macronutrient energy estimations in worldwide hunter-gatherer diets[J/OL]. The American Journal of Clinical Nutrition, 2000, 71(3): 682-692. DOI:10.1093/aJcn/71.3.682.

18. GILL S, PANDA S. A Smartphone App Reveals Erratic Diurnal Eating Patterns in Humans that Can Be Modulated for Health Benefits[J/OL]. Cell Metabolism, 2015, 22(5): 789-798. DOI:10.1016/J.cmet.2015.09.005.

19. CHOI A M K, RYTER S W, LEVINE B. Autophagy in Human Health and Disease[J/OL]. New England Journal of Medicine, 2013, 368(7): 651-662. DOI:10.1056/NEJMra1205406.

20. GALLUZZI L, KEPP O, ZITVOGEL L, et al. Bacterial invasion: linking autophagy and innate immunity[J/OL]. Current biology: CB, 2010, 20(3): R106-108. DOI:10.1016/J.cub.2009.12.016.

21. CHAIX A, MANOOGIAN E N C, MELKANI G C, et al. Time-Restricted Eating to Prevent and Manage Chronic Metabolic Diseases[J/OL]. Annual review of nutrition, 2019, 39: 291-315. DOI:10.1146/annurev-nutr-082018-124320.

22. MCAFEE A J, MCSORLEY E M, CUSKELLY G J, et al. Red meat from animals offered a grass diet increases plasma and platelet n-3 PUFA in

healthy consumers[J/OL]. The British Journal of Nutrition, 2011, 105(1): 80-89. DOI:10.1017/S0007114510003090.

23. MANDAL M D, MANDAL S. Honey: its medicinal property and antibacterial activity[J/OL]. Asian Pacific Journal of Tropical Biomedicine, 2011, 1(2): 154-160. DOI:10.1016/S2221-1691(11)60016-6.

活动与休息

1. SPENCE L, BROWN W J, PYNE D B, et al. Incidence, etiology, and symptomatology of upper respiratory illness in elite athletes[J/OL]. Medicine and Science in Sports and Exercise, 2007, 39(4): 577-586. DOI:10.1249/mss.0b013e31802e851a.

2. SALTIN B, NAZAR K, COSTILL D L, et al. The nature of the training response: peripheral and central adaptations of one-legged exercise[J/OL]. Acta Physiologica Scandinavica, 1976, 96(3): 289-305. DOI:10.1111/J.1748-1716.1976.tb10200.x.

3. TABATA I, IRISAWA K, KOUZAKI M, et al. Metabolic profile of high intensity intermittent exercises[J/OL]. Medicine and Science in Sports and Exercise, 1997, 29(3): 390-395. DOI:10.1097/00005768-199703000-00015.

4. LEE D C, BRELLENTHIN A G, THOMPSON P D, et al. Running as a Key Lifestyle Medicine for Longevity[J/OL]. Progress in Cardiovascular Diseases, 2017, 60(1): 45-55. DOI:10.1016/J.pcad.2017.03.005.

5. CHEN H L, NOSAKA K, CHEN T C. Muscle damage protection by low-intensity eccentric contractions remains for 2 weeks but not 3 weeks[J/OL]. European Journal of Applied Physiology, 2012, 112(2): 555-565. DOI:10.1007/s00421-011-1999-8.

6. BRITO L B B de, RICARDO D R, ARAÚJO D S M S de, et al. Ability to sit and rise from the floor as a predictor of all-cause mortality[J/OL]. European Journal of Preventive Cardiology, 2014, 21(7): 892-898. DOI:10.1177/2047487312471759.

7. KATZMARZYK P T, LEE I M. Sedentary behaviour and life expectancy in the USA: a cause-deleted life table analysis[J/OL]. BMJ open, 2012, 2(4): e000828. DOI:10.1136/bmjopen-2012-000828.

8. WALL-SCHEFFLER C M, WAGNILD J, WAGLER E. Human footprint variation while performing load bearing tasks[J/OL]. PloS One, 2015, 10(3): e0118619. DOI:10.1371/Journal.pone.0118619.

9. SERRANO B, SERRANO J. Shoulder InJuries In Olympic Weightlifting:

A Systematic Review[J]. British Journal of Medical & Health Sciences (BJMHS), 2020, 2(6).

冷与热

1. Report to Congress on indoor air quality. Volume 2. Assessment and control of indoor air pollution. Final report: PB-90-167396/XAB; EPA-400/1-89/001C[R/OL]. Environmental Protection Agency, Washington, DC (USA), 1989[2023-03-09]. https://www.osti.gov/biblio/6958939.

2. ROUSSEAU K, ATCHA Z, LOUDON A S I. Leptin and seasonal mammals[J/OL]. Journal of Neuroendocrinology, 2003, 15(4): 409-414. DOI:10.1046/J.1365-2826.2003.01007.x.

3. SCHOLANDER P F, HAMMEL H T, HART J S, et al. Cold Adaptation in Australian Aborigines[J/OL]. Journal of Applied Physiology, 1958, 13(2): 211-218. DOI:10.1152/Jappl.1958.13.2.211.

4. WYNDHAM C H, MORRISON J F. AdJustment to Cold of Bushmen in the Kalahari Desert[J/OL]. Journal of Applied Physiology, 1958, 13(2): 219-225. DOI:10.1152/Jappl.1958.13.2.219.

5. CARNEY S. What Doesn't Kill Us: How Freezing Water, Extreme Altitude, and Environmental Conditioning Will Renew Our Lost Evolutionary Strength[M]. Harmony/Rodale, 2018.

6. HUTTUNEN P, HIRVONEN J, KINNULA V. The occurrence of brown adipose tissue in outdoor workers[J/OL]. European Journal of Applied Physiology and Occupational Physiology, 1981, 46(4): 339-345. DOI:10.1007/BF00422121.

7. MOYLES D. Wim Hof Method Explained.[EB/OL]//The STLL. [2023-03-09]. https://www.thestll.com/articles/wim-hof-method-explained.

8. CHIMED-OCHIR O, NAGATA T, NAGATA M, et al. Potential Work Time Lost Due to Sickness Absence and Presence Among Japanese Workers[J/OL]. Journal of Occupational and Environmental Medicine, 2019, 61(8): 682-688. DOI:10.1097/JOM.0000000000001646.

9. Coldest marathon[EB/OL]//Guinness World Records. [2023-03-09]. https://www.guinnessworldrecords.com/world-records/101663-coldest-marathon.

10. Hottest marathon[EB/OL]//Guinness World Records. [2023-03-09]. https://www.guinnessworldrecords.com/world-records/101661-hottest-marathon.

11. LEPPÄLUOTO J, WESTERLUND T, HUTTUNEN P, et al. Effects of long-term whole-body cold exposures on plasma concentrations of ACTH, beta-endorphin, cortisol, catecholamines and cytokines in healthy females[J/OL]. Scandinavian Journal of Clinical and Laboratory Investigation, 2008, 68(2): 145-153. DOI:10.1080/00365510701516350.

12. DOUGLAS R G, LINDGREN K M, COUCH R B. Exposure to Cold Environment and Rhinovirus Common Cold: Failure to Demonstrate Effect[J/OL]. New England Journal of Medicine, 1968, 279(14): 742-747. DOI:10.1056/NEJM196810032791404.

13. BUIJZE G A, SIEREVELT I N, VAN DER HEIJDEN B C J M, et al. The Effect of Cold Showering on Health and Work: A Randomized Controlled Trial[J/OL]. PLoS ONE, 2016, 11(9): e0161749. DOI:10.1371/Journal. pone.0161749.

14. Why Autoimmune Diseases Are on the Rise — Especially After COVID[EB/OL]//Experience Life. (2021-12-27)[2023-03-09]. https:// experiencelife.lifetime.life/article/why-autoimmune-diseases-are-on-the-rise-especially-after-covid/.

15. DINSE G E, PARKS C G, WEINBERG C R, et al. Increasing Prevalence of Antinuclear Antibodies in the United States[J/OL]. Arthritis & Rheumatology (Hoboken, N.J.), 2020, 72(6): 1026-1035. DOI:10.1002/ art.41214.

16. SPILJAR M, STEINBACH K, RIGO D, et al. Cold exposure protects from neuroinflammation through immunologic reprogramming[J/OL]. Cell Metabolism, 2021, 33(11): 2231-2246.e8. DOI:10.1016/J.cmet.2021.10.002.

17. P V, G M, R K. Continuous cold exposure induces an anti-inflammatory response in mesenteric adipose tissue associated with catecholamine production and thermogenin expression in rats[J/OL]. Endocrine regulations, 2016, 50(3)[2023-03-09]. https://pubmed.ncbi.nlm.nih. gov/27560796/. DOI:10.1515/enr-2016-0015.

18. KOX M, STOFFELS M, SMEEKENS S P, et al. The influence of concentration/meditation on autonomic nervous system activity and the innate immune response: a case study[J/OL]. Psychosomatic Medicine, 2012, 74(5): 489-494. DOI:10.1097/PSY.0b013e3182583c6d.

19. KOX M, VAN EIJK L T, ZWAAG J, et al. Voluntary activation of the sympathetic nervous system and attenuation of the innate immune response in humans[J/OL]. Proceedings of the National Academy of

Sciences, 2014, 111(20): 7379-7384. DOI:10.1073/pnas.1322174111.

群体与独处

1. DUNBAR R I M. Coevolution of neocortical size, group size and language in humans[J/OL]. Behavioral and Brain Sciences, 1993, 16(4): 681-694. DOI:10.1017/S0140525X00032325.

2. APICELLA C L, MARLOWE F W, FOWLER J H, et al. Social networks and cooperation in hunter-gatherers[J/OL]. Nature, 2012, 481(7382): 497-501. DOI:10.1038/nature10736.

3. LIEBERMAN M D. Social: Why our brains are wired to connect[M]. OUP Oxford, 2013.

4. PALMER A. Why Do We Call Our Parents "Mom" and "Dad?" [EB/OL]//Best Life. (2018-10-25)[2023-03-09]. https://bestlifeonline.com/mom-and-dad/.

5. BERKMAN L F, SYME S L. Social networks, host resistance, and mortality: a nine-year follow-up study of Alameda County residents[M/OL]//STEPTOE A, WARDLE J. Psychosocial Processes and Health: A Reader. Cambridge: Cambridge University Press, 1994: 43-67[2023-03-09]. https://www.cambridge.org/core/books/psychosocial-processes-and-health/social-networks-host-resistance-and-mortality-a-nineyear-followup-study-of-alameda-county-residents/0646AFF6C80E6E7EB02 8BD28BB06127F. DOI:10.1017/CBO9780511759048.005.

6. COHEN S, TYRRELL D A J, SMITH A P. Psychological Stress and Susceptibility to the Common Cold[J/OL]. New England Journal of Medicine, 1991, 325(9): 606-612. DOI:10.1056/NEJM199108293250903.

7. MCGINNIS J M, WILLIAMS-RUSSO P, KNICKMAN J R. The Case For More Active Policy Attention To Health Promotion[J/OL]. Health Affairs, 2002, 21(2): 78-93. DOI:10.1377/hlthaff.21.2.78.

8. WAITE L J. Does Marriage Matter?[J/OL]. Demography, 1995, 32(4): 483-507. DOI:10.2307/2061670.

9. CACIOPPO J T, ERNST J M, BURLESON M H, et al. Lonely traits and concomitant physiological processes: the MacArthur social neuroscience studies[J/OL]. International Journal of Psychophysiology, 2000, 35(2): 143-154. DOI:10.1016/S0167-8760(99)00049-5.

10. GRAY P. How hunter-gatherers maintained their egalitarian ways[J]. Psychology Today, 2011, 16.

11. DYBLE M, SALALI G D, CHAUDHARY N, et al. Sex equality can explain

the unique social structure of hunter-gatherer bands[J/OL]. Science, 2015, 348(6236): 796-798. DOI:10.1126/science.aaa5139.

12. WBN. Mike Tyson internet trolls speech becoming the legend's best quote[EB/OL]//WBN - World Boxing News. (2022-05-17)[2023-03-09]. https://www.worldboxingnews.net/2022/05/17/mike-tyson-internet-trolls-truth/.

13. FIELD T, HERNANDEZ-REIF M, FREEDMAN J. Stimulation Programs for Preterm Infants[J/OL]. Social Policy Report, 2004, 18(1): 1-20. DOI:10.1002/J.2379-3988.2004.tb00024.x.

14. LE MARE L, AUDET K. A longitudinal study of the physical growth and health of postinstitutionalized Romanian adoptees[J]. Paediatrics & Child Health, 2006, 11(2): 85-91.

15. CHUGANI H T, BEHEN M E, MUZIK O, et al. Local brain functional activity following early deprivation: a study of postinstitutionalized Romanian orphans[J/OL]. NeuroImage, 2001, 14(6): 1290-1301. DOI:10.1006/nimg.2001.0917.

16. DIEGO M A, FIELD T, HERNANDEZ-REIF M, et al. HIV adolescents show improved immune function following massage therapy[J/OL]. The International Journal of Neuroscience, 2001, 106(1-2): 35-45. DOI:10.3109/00207450109149736.

17. SMITH M C, YAMASHITA T E, BRYANT L L, et al. Providing Massage Therapy for People with Advanced Cancer: What to Expect[J/OL]. Journal of Alternative and Complementary Medicine, 2009, 15(4): 367-371. DOI:10.1089/acm.2008.0391.

18. FIELD T. Touch Research Institutes: an interview with Dr Tiffany Field (interview by Peter Mackereth)[J/OL]. Complementary Therapies in Nursing & Midwifery, 2001, 7(2): 84-89. DOI:10.1054/ctnm.2000.0526.

19. COHEN S, JANICKI-DEVERTS D, TURNER R B, et al. Does Hugging Provide Stress-Buffering Social Support? A Study of Susceptibility to Upper Respiratory Infection and Illness[J/OL]. Psychological Science, 2015, 26(2): 135-147. DOI:10.1177/0956797614559284.

20. TED. Mihaly Csikszentmihalyi: Flow, the secret to happiness[Z/OL]. (2008-10-25)[2023-03-09]. https://www.youtube.com/watch?v=fXIeFJCqsPs.

21. IOPPO J T, PATRICK W. Loneliness: Human Nature and the Need for Social Connection[M]. Reprint edition. New York: W. W. Norton & Company, 2009.

图书在版编目(CIP)数据

无限可能的身体 / (英) 卢永利 (Victor Rowse) 著；
邬璐雪译 . -- 贵阳 : 贵州人民出版社，2023.11(2024.8 重印)
ISBN 978-7-221-17935-7

Ⅰ.①无… Ⅱ.①卢… ②邬… Ⅲ.①保健—普及读
物 Ⅳ.① R161-49

中国国家版本馆 CIP 数据核字 (2023) 第 180046 号

本书中文简体版权归属于银杏树下(上海)图书有限责任公司

WUXIANKENENG DE SHENTI

无限可能的身体

[英] 卢永利(Victor Rowse)　著
邬璐雪　译

出 版 人	朱文迅
选题策划	后浪出版公司
出版统筹	吴兴元
编辑统筹	王 頔
策划编辑	周湖越　王潇潇
责任编辑	徐楚韵
特约编辑	向 楠　舒亦庭
装帧设计	墨白空间·张萌
责任印制	常会杰
出版发行	贵州出版集团　贵州人民出版社
地　　址	贵阳市观山湖区会展东路 SOHO 办公区 A 座
印　　刷	嘉业印刷(天津)有限公司
经　　销	全国新华书店
版　　次	2023 年 11 月第 1 版
印　　次	2024 年 8 月第 3 次印刷
开　　本	880 毫米 ×1194 毫米　1/32
印　　张	10.25
字　　数	186 千字
书　　号	ISBN 978-7-221-17935-7
定　　价	60.00 元

贵州人民出版社微信